T0135403

V&Runipress

Reinhold Eckstein / Erwin Strasser /
Robert Zimmermann

70 Jahre Transfusionsmedizin Erlangen

Mit 62 Abbildungen

V&R unipress

Bibliografische Information der Deutschen Nationalbibliothek

Die Deutsche Nationalbibliothek verzeichnet diese Publikation in der Deutschen
Nationalbibliografie; detaillierte bibliografische Daten sind im Internet über
http://dnb.d-nb.de abrufbar.

ISBN 978-3-89971-652-8

Inhalt

Kapitel 1: Wissenschaftliche Meilensteine der Transfusionsmedizin

Frühe Vorstellungen vom Wesen des Blutes

Schon früh beobachteten die Menschen, dass Blutverlust durch Verletzung zur Schwächung und bei tiefen Wunden zum Tod führen kann. Da mit dem Blut also offensichtlich das Leben den Körper verlässt, ist es kein Wunder, dass Blut als lebenspendende Kraft schon sehr früh in religiösen Riten und in Mythen und Sagen auftaucht.[1] Im griechischen Mythos belebt Odysseus am Eingang zur Unterwelt die Seelen der gefallenen und verstorbenen Gefährten durch einen Bluttrank. Medea versucht, den greisen Vater des Jason ebenfalls durch Einflößen frischen Blutes zu verjüngen, weshalb die Blutübertragung einige Zeit auch als Cura Medeana bezeichnet wurde. Auch andere alte Völker betrachteten das Blut als mystisches Lebensprinzip. Die Chinesen sahen es als den Sitz der Seele (Neiching, 1000 v. Chr.), die alten Ägypter, aber auch alte Indianerkulturen maßen dem Blut regenerierende, belebende Kräfte bei.[2]

Die Philosophie des *Altertums* intellektualisierte diese Vorstellungen, ohne ihren magischen Grundgehalt wirklich zu überwinden, und erklärte das Blut zum Träger des Lebens und der Seele. So schreibt der Vorsokratiker *Pythagoras* (570–500 v. Chr.) (Diogenes Laertius, Vitae philosophorum VIII, Kapitel 30), das Blut nähre die Seele des Menschen, und nach *Hippokrates* (460–370 v. Chr.) (De morbis I, Kapitel 30) verleiht es dem Menschen das Bewusstsein. Blutverlust bedeutet demnach Tod, Blutaufnahme Kraft und Leben.

Die Römer tranken zur körperlichen Stärkung das Blut gefallener Gladiatoren und praktizierten eine Zeremonie, das so genannte »Taurobolium«, ein Bad in Stierblut zur spirituellen Erneuerung. Auch zur Behandlung verschiedener Krankheiten wurde Tierblut oder Blut besiegter Feinde als Trank dargereicht. So versuchte man die Epilepsie, die als Bewusstseinsstörung infolge einer Blutleere des Gehirns verstanden wurde, durch Trinken von Blut zu behandeln, wobei Menschenblut, besonders das Blut jüngerer Gladiatoren als besonders heilkräftig galt. Diese Tradition lässt sich bis in die frühe Neuzeit verfolgen. Papst Innozenz VIII. erhielt auf dem Sterbebett als ärztliche Behandlung zur Lebensverlängerung das Blut dreier 10-jähriger Knaben. Diese Behandlung half dem Papst leider nicht, und er starb kurz darauf ebenso wie die drei unglücklichen Knaben, die das Blut unfreiwillig hatten spenden müssen.[3]

Die Herkunft des Blutes blieb lange unklar. Die alten Griechen glaubten, dass Blut im Herzen gebildet und durch die Venen dem Rest des Körpers zugeführt werde, wo es sich verbrauche. Die Arterien wurden als ein davon unabhängiges Sauerstofftransportsystem verstanden, das die Luft aus den Lungen in den Körper transportiere. Obwohl *Galenos aus Pergamon* (129–200 n.Chr.), der Leibarzt des Kaisers Marc Aurel, einer der bekanntesten römischen Ärzte, als einer der ersten vermutete, dass auch Arterien Blut beinhalten, nahm auch er keine Verbindung zum venösen System an. Arterien und Venen erschienen als eine Art »Endkanäle« für den Transport von Blut und Luft vom Zentrum in die Peripherie.[2] Diese Vorstellung und die von Galen auf der Basis der Lehren des Hippokrates entwickelte Vier-Säfte-Lehre wurde für das medizinische Denken bis ins 18. Jahrhundert bestimmend. Das Gleichgewicht von Säften und Qualitäten, der Idealzustand (gr. *eukrasis*), wird nie erreicht. Der Mensch lebt mit einer ungleichen Mischung der vier körperlichen Grundsäfte, des Blutes (lat. *sanguis*), des Schleims (gr. *phlegma*), der gelben Galle (gr. *chole*) und der schwarzen Galle (gr. *melaina chole*). Charaktereigenschaften und Dispositionen für Erkrankungen werden durch das Dominieren bestimmter Säfte und der damit verbundenen Qualitäten bestimmt (z.B. Überwiegen der schwarzen Galle beim Melancholiker). Praktisch resultierte eine Medizin, die sich hauptsächlich auf Urinschau (Diagnostik), Aderlässe (wichtigste Therapie) und Einläufe beschränkte und keinen Platz für Infusionen und Transfusionen hatte.

Die Entdeckung des Blutkreislaufs durch William Harvey

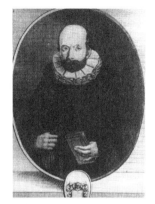

Abb. 1: Magnus Pegelius

Wohl als erster schlug 1593 der Rostocker Professor *Magnus Pegelius* (1547 – 1619) *eine Direkttransfusion* über Röhren von Mensch zu Mensch vor,[4] was allerdings von seinen Zeitgenossen auf der Basis der anatomischen Annahmen und der Theorien des Galen als Scharlatanerie abgetan wurde, zumal ihnen Pegelius auch noch als ein Mann der »Großsprecherey und geheimer Künste« galt.

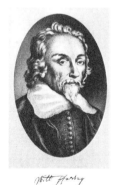

Abb. 2: William Harvey

Aber schon bald sollte sich dieser aus welchen Überlegungen auch immer geborene Gedanke als bahnbrechend erweisen. Denn als der Brite *William*

Harvey (1578 – 1657) nach mehr als zehnjährigen intensiven tierexperimentellen Studien 1628 in seiner in Frankfurt veröffentlichten fundamentalen Schrift »Exercitatio anatomica de motu cordis et sanguinis in animalibus« konstatieren konnte, dass das Blut nicht nur nach der Peripherie vom Herzen wegströmt, sondern auch zur zentralen Stelle wieder zurückkehrt, und damit den Blutkreislauf entdeckt hatte, lag es natürlich auf der Hand, sowohl Medikamente als auch Blut von einem anderen Organismus in diesen Kreislauf einzuleiten und so zu allen Organen zu führen.[5] Harveys Überlegungen gründeten auf einer Entdeckung seines italienischen Lehrers *Aquapendente* (1537 – 1619), eines herausragenden Anatomen an der Universität Padua, der die hydraulische Funktionsweise der Venenklappen gefunden hatte.

Frühe Transfusionsversuche mit Tierblut

Nachdem ein Jagdgehilfe des deutschen Rittmeisters *von Wahrendorf* 1642 Hunde durch Alkoholinfusionen betrunken gemacht und damit die Wirksamkeit des Stofftransports durch den Kreislauf belegt hatte, führte der britische Theologe *Francis Potter* (1594 – 1678), der bereits um 1640 Überlegungen zur Bluttransfusion angestellt hatte, erstmals 1660 experimentelle Blutübertragungen bei Hunden durch. Die wohl erste kurativ erfolgreiche Bluttransfusion gelang 1666 in Oxford dem Physiologen *Richard Lower* (1631 – 1691), indem er einem vorher ausgebluteten Hund mäßiger Größe das Blut einer Dogge übertrug und ihn so vor dem Tode bewahrte.[6,7] Nur ein Jahr später transfundierten unabhängig voneinander Lower und der Franzose *Jean-Baptiste Denis* (1635 – 1704) Tierblut auf Menschen.[8-11]

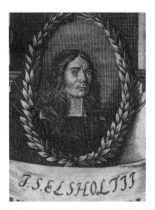

Abb. 3: Johann Sigismund Elsholtz

Die Entdeckung des Blutkreislaufs durch William Harvey führte zwar zur Idee, Blut in das Gefäßsystem zu transfundieren. Die Indikationen für die Blutübertragung änderten sich jedoch zunächst nicht. Die meisten Transfusionen erfolgten den Vorstellungen der Galenschen Säftelehre entsprechend als Zufuhr des Saftes Blut zur Wesensänderung. Beispielsweise sollte in der Behandlung der Epilepsie oder von Geisteskrankheiten das Blut des »sanften« Lamms stark erregte Kranke beruhigen. *Sigismund Elsholz* (1640–1688), der Leibarzt des Großen Kurfürsten, erkannte zwar nach vielen Versuchen, dass durch Blut plethorischer Menschen schwache, anämische Kranke gestärkt werden könnten, lehnte aber 1667, verhaftet in den Vorstellungen der Säftelehre, derartige Transfusionen trotzdem aus ethischen Gründen als »barbarische« Methode ab, da er unabsehbare Wesensänderungen beim Empfänger fürchtete.

Auch Jean-Baptiste Denis behandelte einen 34-jährigen Mann, der unter manischen Anfällen litt, in der Vorstellung, ihn zu besänftigen, mit arteriell gewonnenem Kalbsblut. Da die erste Behandlung keinen Erfolg zeigte, wurde sie zwei Tage später wiederholt. Der Patient entwickelte daraufhin eine klassische Transfusionsreaktion, die Jean-Baptiste Denis in den Traktaten der Royal Society folgendermaßen beschrieb:[12]

> »His pulse rose presently, and soon after we observe'd a plentiful sweat over all his face. His pulse varied extremely at this instant, and he complain'd of great pains in his kidneys and that he was not well in his stomach.«

Dies darf vermutlich als Erstbeschreibung einer intravasalen Hämolyse gelten. Am Morgen nach der Transfusion zeigte der Urin des Patienten eine schwarze Farbe. Immerhin überlebte der Kranke diese schwere Transfusionsreaktion. Als aber zwei Monate später ein erneuter manischer Anfall auftrat und erneut eine Transfusion vorgenommen wurde, verstarb der Patient noch am folgenden Tag.

Die Ärzte in Paris missbilligten daraufhin weitere Experimente mit Bluttransfusionen, da die Übertragung von Tierblut, jedenfalls in größerer Menge, wegen der damals freilich unbekannten immunologischen Artschranken Menschen stets schwer schädigte. Am 17. April 1668 schränkte der französische Gerichtshof Le Chatelet die Durchführung der Bluttransfusion durch Urteilsspruch in der Weise ein, dass »von nun an (…) keinem erlaubt sein sollte, ohne die Einwilligung eines der Pariser Fakultät angehörenden Arztes die Transfusion anzustellen«, ein, wenn man so will, erstes frühes Transfusionsgesetz.[13]

In diesem Zusammenhang kam 1679 der Nürnberger Arzt *Georg Abraham Mercklin* (1644–1702) in seiner Schrift »De ortu et de occasu transfusionis sanguinis« zu dem Schluss, dass überhaupt nur Transfusionen *von Mensch zu Mensch* zulässig seien, aber auch diese noch gründlich studiert werden müssten. Denn auch hier kam es wegen der gleichfalls unbekannten AB0-Schranke immer wieder zu schweren Zwischenfällen.

Ein fast ebenso entscheidendes Hindernis zu einer Weiterentwicklung der Bluttransfusion, die denn auch im 18. Jahrhundert nahezu vollständig aufgegeben wurde, war die *Unkenntnis der Elastizität des Gefäßsystems* und die daraus resultierende Furcht, dieses durch Volumenzufuhr zu überlasten, weshalb damals praktisch vor jeder Transfusion ein deplethorischer Aderlass durchgeführt wurde, was natürlich in vielen Fällen höchst kontraproduktiv und schädlich für den Patienten war. Dieses Transfusionshindernis konnte übrigens erst in den 70er Jahren des 19. Jahrhunderts aus dem Weg geräumt werden, als sich das Gefäßsystem in Tierversuchen als viel elastischer und aufnahmefähiger zeigte, als bis dahin angenommen.

Wiederaufnahme der Transfusionsversuche durch James Blundell

Die »Wiederbelebung« der transfusionsmedizinischen Forschung erfolgte durch den britischen Physiologen und Geburtshelfer *James Blundell* (1790 – 1877) an der Universität Edinburgh im Jahre 1818. Blundell sah damals eine Reihe von Patientinnen, die nach der Geburt durch starke Nachblutungen verstarben, was er in seiner bahnbrechenden Arbeit »Experiments on the transfusion of blood by the syringe« folgendermaßen beschrieb:[14]

> »A few months ago I was requested to visit a woman who was sinking under uterine hemorrhage… Her fate was decided, and notwithstanding every exertion of the medical attendants, she died in the course of two hours. … I could not forbear considering, that the patient might very probably have been saved by transfusion.«

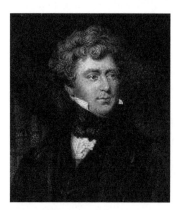

Abb. 4: James Blundell

Blundell zeigte darin, dass sich Spritzen für die Durchführung einer Transfusion verwenden lassen, dass die letalen Folgen einer Ausblutung durch die Gabe von arteriellem oder venösem Blut verhindert werden können, und schließlich, dass Transfusionen zwischen verschiedenen Arten zu tödlichen Reaktionen führen. Wie dies schon Mercklin 1679 postuliert hatte, forderte jetzt auch Blundell die ausschließliche Übertragung menschlichen Blutes auf Menschen.

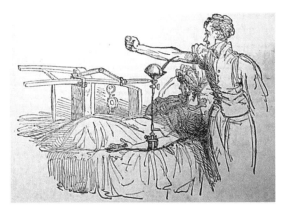

Abb. 5: Blundells Gravitator

Zusätzlich entwickelte er ein Transfusionsgerät, den sog. »Gravitator«, der aus einem Auffangbehältnis bestand, in dem das Spenderblut gesammelt und von dort durch eine vertikale Kanüle, beschleunigt durch die Schwerkraft, dem Patienten zugeführt wurde.[15] In der Regel beendete die Verstopfung des Gravitators die laufende Transfusion, so dass nur ein Teil des Blutes den Patienten erreichte. Blundell erkannte dahinter den Gerinnungsprozess (»Clotting«), der bereits im Gravitator einsetzte, und versuchte, dieses Problem durch den Einsatz von defibriniertem Blut zu umgehen. Dennoch starben viele Patientinnen durch intravasale Koagulation, die durch fatale hämolytische Transfusionsreaktionen bedingt war, verursacht durch die Gabe blutgruppeninkompatiblen Blutes. Da es wegen der noch unbekannten AB0-Schranke immer wieder zu schweren Zwischenfällen bei der Applikation von Fremdblut kam, entwickelte Blundell schließlich auch den Gedanken der Eigenbluttransfusion, die aber auf Grund fehlender Konservierungsmöglichkeiten für Blut im 19. Jahrhundert nicht zum Tragen kam.

Vor dem Hintergrund dieser bahnbrechenden Pionierleistungen Blundells mutet es seltsam an, dass es im 19. Jahrhundert noch einmal zu einem Rückfall in die Transfusion von Tierblut, insbesondere von Lammblut, mit den entsprechenden verheerenden Folgen kam, was den Hallenser Chirurgen *Richard von Volkmann* (1830 – 1889) zu der berühmten Bemerkung veranlasste: »Zur Übertragung von Schafblut gehören drei Schafe: Eines, dem man das Blut entnimmt, ein zweites, das es sich übertragen lässt, und dazu ein drittes, das die Übertragung ausführt.«

Der Greifswalder Physiologe *Leonard Landois* (1837 – 1902) untersuchte die Misserfolge der Transfusion von Tierblut auf Menschen und wies erstmals die Lyse von Schafserythrozyten durch menschliches Serum nach.[16] Die häufige Unverträglichkeit der Transfusion menschlichen Blutes blieb aber unverstanden und führte noch einmal zur völligen Einstellung der Bluttransfusion gegen Ende des 19. Jahrhunderts, nachdem der berühmte Berliner Chirurg *Ernst von Bergmann* (1836 – 1907) festgestellt hatte, man müsse sich im Tun bescheiden, wenn das Wissen nicht hinreiche. Auch wurde die weniger gefährliche Gabe von Kochsalzlösung als Volumenersatz, lebenserhaltende Maßnahme und Ersatz für die Bluttransfusion gefunden.[17]

Die Entdeckung des ABO-Blutgruppensystems durch Karl Landsteiner

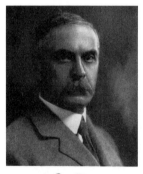

Abb. 6: Karl Landsteiner

Den Durchbruch brachte schließlich die Entdeckung der AB0-Blutgruppen durch *Karl Landsteiner* (1868 – 1943) im Jahre 1901 und die Erkenntnis, dass durch ihre Bestimmung und Berücksichtigung verträgliche Bluttransfusionen von Mensch zu Mensch möglich waren. Landsteiner entdeckte, dass das Serum einiger Personen die Erythrozyten anderer Personen verklumpte. Diese Erkenntnis veröffentlichte er 1901 in der Wiener Klinischen Wochenschrift und zeigte damit erstmals die zellulären Unterschiede von Individuen einer Spezies auf.[18]

> »In einer Anzahl von Fällen (Gruppe A) reagirt (!) das Serum auf die Körperchen einer anderen Gruppe (B), nicht aber auf die der Gruppe A, während wieder die Körperchen A vom Serum B in gleicher Weise beeinflusst werden. In der dritten Gruppe (C) agglutinirt (!) das Serum die Körperchen von A und B, während die Körperchen C durch die Sera von A und B nicht beeinflusst werden.«

Damit war das AB0-System entdeckt und das wichtigste Hindernis einer gefahrlosen Anwendung der Blutübertragung von Mensch zu Mensch beseitigt, was Landsteiner in dem kurzen, aber umso präziseren Schlusssatz seiner Originalarbeit folgendermaßen ausdrückte:

> »Endlich sei noch erwähnt, dass die angeführten Beobachtungen die wechselnden Folgen therapeutischer Menschenbluttransfusionen zu erklären gestatten.«

Durch die Identifizierung der Blutgruppen A, B und C (später Blutgruppe 0) durch Landsteiner und der Blutgruppe AB durch seine Mitarbeiter *von Decastello* und *Sturli*[19] wurde endgültig die Grundlage für eine sichere Bluttransfusion gelegt. Landsteiner beeinflusste damit die Entwicklung der modernen Medizin bis hin zur Hochleistungschirurgie, Organ- und Knochenmarktransplantation und zur effizienten Leukämie- und Tumortherapie entscheidend. Für dieses epochale Werk wurde Landsteiner im Jahre 1930 mit dem Nobelpreis für Medizin ausgezeichnet.

Gefäßanastomosierung und Direkttransfusion

Im Rückblick muss Landsteiners Entdeckung des AB0-Systems nach Harveys Entdeckung des Blutkreislaufs als die zweite epochale Grunderkenntnis auf dem Weg zur modernen Transfusionsmedizin gelten. Umso mehr mag erstaunen, dass ihre Umsetzung in die Klinik sehr verzögert erfolgte. Zunächst war noch ein anderer Zwischenschritt nötig, nämlich die entscheidende Verbesserung der Technik der Blutübertragung von Mensch zu Mensch. Der wichtigste Pioneer auf diesem Feld war der französische Chirurg *Alexis Carrel* (1873 – 1944). Er beschrieb das chirurgische Verfahren der End-zu-End-Anastomose von Gefäßen als Voraussetzung für die Organtransplantation,[20] wofür er 1912 den Nobelpreis erhielt. Carrel und andere wandten die Herstellung dieser Gefäßverbindung auch auf die Transfusion an. *Bertram Moses Bernheim* (1880 – 1958) erfand eine spezielle beidseitige Metallkanüle, die eine Verbindung zwischen einer Arterie eines Menschen und einer Vene eines zweiten Menschen ermöglichte.[21] Beide

Techniken konnten zur Durchführung arteriovenöser Direkttransfusionen von Mensch zu Mensch genutzt werden. Allerdings waren diese Verfahren für den Spender wegen der Gefäßzerstörung problematisch und wegen des nicht messbaren Transfusionsvolumens dazu auch gefährlich. Der amerikanische Hämatologe *Reuben Ottenberg* (1882 – 1959) schrieb dazu:[22]

> »The direct artery to vein anastomosis was the best method available but was often very difficult or even unsuccessful. And, what was almost as bad, one never knew how much blood one had transfused at any moment or when to stop (unless the donor collapsed).«

Die Technik der direkten Blutübertragung wurde dennoch zunächst beibehalten, obwohl zum Teil fatale hämolytische Transfusionsreaktionen auftraten, weil die Erkenntnisse der Kompatibilität verschiedener Blutgruppen zu diesem Zeitpunkt zwar vorhanden waren, aber noch nicht beachtet wurden.

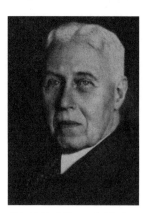

Abb. 7: Prof. Franz Oehlecker

Die Erkenntnis, dass schon die Zufuhr kleiner Mengen ungeeigneten Blutes zu bedrohlichen Komplikationen führte und sich solche Erscheinungen innerhalb kürzester Zeit bemerkbar machten, nutzte der Hamburger Chirurg *Franz Oehlecker* (1874 – 1957) schon zur Zeit des ersten Weltkriegs und ermittelte in einer Zeit vor dem allgemeinen Bekanntwerden der serologischen Technik den geeigneten Spender dadurch, dass er dem Empfänger zunächst eine kleine Menge Blut einspritzte. Die Durchführung der eigentlichen Transfusion schloss er erst an, wenn dieser seither »Oehleckersche biologische Vorprobe« genannte Test ohne die typischen Zeichen einer Unverträglichkeit verlaufen war.[23] Auch heute, in der Zeit der serologischen Testung, ist die biologische Vorprobe eine wertvolle Sicherheitsmaßnahme vor der Durchführung jeder Blutübertragung, eine durch die Hämotherapie-Richtlinien vorgeschriebene letzte Instanz, um gefährliche Irrtümer bei der Blutgruppenbestimmung und der Konservenzuordnung abzufangen. Oehlecker selbst hielt aufgrund seiner positiven Erfahrungen mit diesem Vorgehen bis in die 50er Jahre des letzten Jahrhunderts unbeirrt serologische Methoden für im Grunde entbehrlich.

Oehlecker entwickelte in Deutschland auch die Technik der Direkttransfusion weiter. 1919 berichtete er im Zentralblatt für Chirurgie über ein neues Transfusionsgerät.[24] Es ermöglichte erstmals eine direkte Blutübertragung von Vene zu Vene unter Schonung der Arterien. Zur Verhinderung einer Blutgerinnung wurde das Blut portionsweise vom Spender zum Empfänger gepumpt.

Kompatibilitätstestung

Die technische Ermöglichung der Direkttransfusion ebnete unabhängig von der Entdeckung Landsteiners den Weg zur Mensch-zu-Mensch-Transfusion. Die Vorschläge zur vorsichtigen Transfusionseinleitung halfen, viele Unverträglichkeitsreaktionen mit tödlichem Ausgang zu vermeiden. Dennoch blieb das Problem der ungewollten Hämolyse gravierend und bremste vielerorts die rasche Weiterentwicklung.

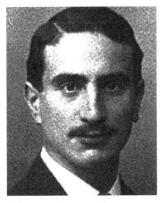

Abb. 8: Reuben Ottenberg

Hier tritt der nächste Pioneer auf die Bühne. In New York kam Reuben Ottenberg 1906 mit Landsteiners Entdeckung in Berührung und begann bereits 1907 mit der prätransfusionellen Kompatibilitätstestung. Er legte damit die Grundlage für eine systematische Bluttestung vor Transfusion, über deren Eignung er schon 1911 und 1913 berichtete.[25, 26]

Ab Mitte der zwanziger Jahre standen AB0-Testseren in ausreichender Menge zur Verfügung, um auch anderenorts eine serologische Verträglichkeitstestung durchführen zu können. Es folgte die Entdeckung weiterer Blutgruppensysteme, zum Beispiel des Rhesus- und des Kellsystems, und schließlich der nächste entscheidende Durchbruch in der serologischen Antikörperdiagnostik, als *Robert Coombs* (1921–2006) im Jahr 1945 die Bedeutung des im Prinzip bereits 1908 von *Carlo Moreschi* (1876–1921) beschriebenen Antiglobulintests für den immunhämatologischen Antikörpernachweis erkannte, der seither nach ihm als Coombstest benannt die wohl weltweit am häufigsten durchgeführte immunhämatologische Laboratoriumsuntersuchung sein dürfte.

Die Konservierung und Lagerung von Blut

Als weiterer Meilenstein in der Transfusionsmedizin, der sowohl die Vortestung von Blut vor Transfusion als auch die Komponententrennung in Erythrozyten und Plasma und schließlich die Lagerhaltung ermöglichte, ist der Einsatz von Natriumzitrat für die Antikoagulation anzusehen. Auf der Basis verschiedener Veröffentlichungen über die optimale Zitratkonzentration für die Antikoagulation von Blut [27,28] entwickelten *Francis Peyton Rous* (1879–1970) und *Joseph R. Turner* am Rockefeller Institut in New York schließlich 1916 eine Antikoagulanslösung (Rous-Turner-Lösung) mit Natriumzitrat und Glukose, die erstmals eine längere Lagerung von gespendetem Blut sicher erlaubte. Ihr Schüler *Oswald H. Robertson* (1886 bis 1966) baute unter Verwendung dieser Lösung im Jahre 1917 hinter der Front in Belgien die weltweit erste Blutbank der Harvard Medical Unit auf, die dem Britischen Expeditionschor angegliedert war.[29]

Ab diesem Zeitpunkt war damit im Prinzip die Lagerung von Vollblut in sterilen Glasbehältnissen unter Zusatz von zitrathaltigem Puffer und Glukose möglich. Der Ersatz dieser Flaschen durch Kunststoffbeutel, der in den westlichen Industrieländern ab den 60er Jahren begann, ermöglichte schließlich die Auftrennung von Blut in seine Komponenten Erythrozyten, Thrombozyten und Plasma. Seither wird nur noch die Blutkomponente ersetzt, die fehlt. Im Verlauf wurden die Antikoagulantien weiterentwickelt und in der Erythrozytenlagerung die additiven Lösungen eingeführt. Seit den späten 60er Jahren wurden Zellseparatoren entwickelt, die Buffy coat, Plasma oder plättchenreiches Plasma selektiv sammelten. Die Apherese (von griechisch αφαίρειν »wegnehmen«) ist ein Verfahren, das dazu dient, einem Blutspender oder Patienten Blutzellen selektiv zu entnehmen. Zellseparatoren, die z.B. die Gewinnung hochkonzentrierter Thrombozytenkonzentrate ermöglichen, führten zu einer deutlichen Verbesserung dieser Komponententherapie, die heute über die Möglichkeit zur Gewinnung von Stammzell- und Monozytenkonzentraten ganz neue Wege beschreitet.

Literatur

1. Garrison FH. An introduction to the history of medicine. Philadelphia: WB Saunders, 1928: 17 – 74.
2. Zimmermann LM, Howell KM. History of blood transfusion. Ann Med Hist 1932; 4:415 – 433.
3. Lindeboom GA. The story of a blood transfusion to a pope. J Hist Med 1954; 9:455 – 459.
4. Pegelius M. Thesaurus rerum selectarum, magnarum, dignarum, utilium, suavium, pro generis humani salute oblatus. Rostock, 1604
5. Harvey W. Exercitatio anatomica de motu cordis et sanguinis in animalibus. Frankfurt, 1628.
6. Lower R. The method observed in transfusing the bloud out of one animal into another. Philos Trans 1666; 1:352.
7. Lower R. The success of the experiment of transfusion the blood of one animal into another. Philos Trans R Soc Lond 1666; 1:353 – 358.
8. Lower R. An account of the experiment of transfusion practised upon a man in London. Philos Trans R Soc Lond 1667; 2:557 – 559.
9. Denis J. A letter concerning a new way of curing sundry disease bay transfusion of blood. Philos Trans R Soc Lond 1667; 2:489 – 504.
10. Hoff HE, Guillemin R. The first experiments on Transfusion in France. J Hist Med 1963; 18:103 – 124.
11. Walton MT. The first blood transfusion: French or English? Med Hist 1974; 18:360 – 364.
12. Denis J. An extract of a letter: Touching a late cure of an inveterate phrenisy by the transfusion of blood. Philos Trans R Soc Lond 1668; 3:617 – 623.
13. Benedum J. Geschichte der Bluttransfusion. In: Müller-Eckhardt C. [Hrsg.], Transfusionsmedizin, 3. Aufl. 2004, S. 3 – 18
14. Blundell J. Experiments on the transfusion of blood by the syringe. Med Chir Trans 1818; 9:56 – 92.
15. Blundell J. Observations on transfusions of blood. Lancet 1828; 2:321 – 324.
16. Maluf NSR. History of blood transfusion. J Hist Med Allid Sci 1954; 9:59 – 107.
17. Bull WT: On the intra-venous injection of saline solution as a substitute for transfusion of blood. Med Rec 1884; 25:6 – 8.
18. Landsteiner K. Ueber Agglutinationserscheinungen normalen menschlichen Blutes. Wien Klein Wochenschr 1901; 14:1132 – 1134.
19. Decastello A, Sturli A. Ueber die Isoagglutinine im Serum gesunder und kranker Menschen. Münch Med Wochenschr 1902; 49:1090 – 1095.
20. Carrel A. The transplantation of Organs: A preliminary communication. JAMA 1905; 45:1645 – 1646.
21. Crile GW. The technique of direct transfusion of blood. Ann Surg 1907; 46:329 – 332.
22. Ottenberg R. Reminiscences of the history of blood transfusion. J Mt Sinai Hosp 1937; 4:264 – 271.
23. Oehlecker F. Die Bluttransfusion, 1. Aufl., Urban Schwarzenberg, Berlin u. Wien 1928.

24. Oehlecker F. Bluttransfusion von Vene zu Vene mit Messung der übertragenen Blutmenge. Zentralbl Chir 1919; 46:17 – 20.

25. Ottenberg R. Studies in isoagglutination, 1: Transfusion and the question of intravascular agglutination. J Exp Med 1911: 13:425 – 438.

26. Ottenberg R, Kaliski DJ. Accidents in transfusion: Their prevention by preliminary blood examination: Based on an experience of 128 transfusions. JAMA 1913; 61:2138 – 2140.

27. Hustin A. Principe d'une nouvelle methode de transfusion. J Med Bruxelles 1914 ; 12 :436-

28. Weil R. Sodium citrate in the transfusion of blood. JAMA 1915; 64:425 – 426.

29. Rous P, Turner JR. The preservation of living blood cells in vitro. J Exp Med 1916; 23:219 – 248.

Kapitel 2: Die Entwicklung der Transfusionsmedizin in Deutschland

Die Gründung von Blutspendernachweisen während des 2. Weltkriegs

Die Entwicklung der Bluttransfusion erfolgte in Deutschland nach der epochalen Entdeckung des AB0-Blutgruppensystems nur sehr langsam. Hier und da war während des ersten Weltkriegs Blut auf dem Weg der Direkttransfusion übertragen worden. Oehlecker hatte in Hamburg ab 1914 die Technik der langsamen Transfusionseinleitung unter ständiger Beobachtung des Patienten entwickelt, die er 1921 als »Biologische Probe« veröffentlichte (siehe auch Kapitel 1). Sie ist fester Bestandteil der Transfusionsgepflogenheiten in Deutschland geworden und hat wesentlich zur Regelung beigetragen, dass hierzulande die Transfusionseinleitung bis heute eine nicht delegationsfähige Arztaufgabe geblieben ist. Aber wesentliche Fortschritte wie die Blutkonservierung mit Zitrat, die Verlängerung der Lagerbarkeit durch Glukosezusatz und die Transfusion zwischengelagerten Blutes waren in Deutschland noch zu Beginn des zweiten Weltkriegs praktisch überhaupt nicht aufgenommen worden. Hier hielt man nahezu dogmatisch an der Frischbluttransfusion mittels Direkttransfusion fest.[1] Eine chirurgische Methode dazu hatte wiederum Oehlecker beschrieben. Noch mehr dürfte zum Verweilen bei der Direkttransfusion allerdings ein nahezu geniales Transfusionsgerät beigetragen haben, das der Kieler Chirurg *Alfred Beck* (1889 – 1973) beschrieb und das als Beck'sche Mühle noch bis in die 60er Jahre des letzten Jahrhunderts Anwendung fand.

Zur Durchführung der Direkttransfusion bedurfte es am Ort der Transfusion vorhandener freiwilliger Spender. Die größeren Krankenhäuser und die Universitätskliniken konnten sich hier über einige Zeit mit einem eigenen Spenderstamm behelfen. Kleineren Häusern bereitete dies aber zunehmend Schwierigkeiten. Daher kam es hier und da zur Gründung erster so genannter Spendernachweise.[1] Dabei handelte es sich um Listen bzw. Karteien von Spendern, deren Tauglichkeit festgestellt und deren Blutgruppe bestimmt sein

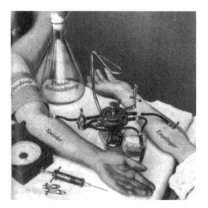

Abb. 9: Beck'sche Mühle

musste, und die dann bei Bedarf zur Direkttransfusion vermittelt werden konnten. Die ersten großen Spendernachweise entstanden 1933 in Frankfurt am Main, in Berlin und in Leipzig. Dagegen unterblieb jeglicher Aufbau von Blutbanken im eigentlichen Sinn, weil Blutkonservierung und -lagerung, wie gesagt, nicht angenommen wurden. Außerdem wurde die Entwicklung der gesamten Wissenschaft und damit auch die Erforschung der Bluttransfusion durch die Vertreibung hochqualifizierter jüdischer Wissenschaftler durch den nationalsozialistischen Rassenwahn nachhaltig und verhängnisvoll aufgehalten und zurückgeworfen. Als Beispiel sei nur der berühmte Berliner Serologe *Fritz Schiff* (1889 – 1940) genannt, nach dem heute ein Wissenschaftspreis der Deutschen Gesellschaft für Transfusionsmedizin und Immunhämatologie (DGTI) benannt ist. So ging Deutschland praktisch ohne ziviles Transfusionswesen in den zweiten Weltkrieg.

Wenig anders stellte sich die Situation bei der Wehrmacht dar, wo nur einige engagierte Ärzte frühzeitig erkannten, wie vorteilhaft die sofortige Verfügbarkeit konservierten Blutes in der Kriegschirurgie sein könnte. Immerhin erfolgte 1939 unter der Leitung des Rostocker Internisten Professor *Viktor Schilling* (1883 – 1960) die Einrichtung eines Versuchslaboratoriums der Militärärztlichen Akademie am Robert-Koch-Institut in Berlin, wo man sich nach umfangreichen Tests für einen Stabilisator mit 0,4 % Natriumzitrat und 4 % Glucose entschied und unter seiner Verwendung rasch den ersten eigentlich als solchen zu bezeichnenden Blutspendedienst in Deutschland aufbaute.[1] Seine Konserven kamen erstmals im Russlandfeldzug in größerem Umfang zum Einsatz, zunächst mit gutem Erfolg. Im weiteren Kriegsverlauf wirkten sich allerdings Personal-, Einrichtungs- und Qualitätsmängel in der Herstellung zunehmend negativ aus, und 1944 kam es nach zahlreichen febrilen und etlichen tödlichen septischen

Transfusionsreaktionen zum völligen Verbot konservierten Blutes durch die Sanitätsinspektion der Wehrmacht.

An der »Heimatfront« wurden am 5. März 1940 durch den Reichsminister des Inneren die »Richtlinien für die Einrichtung des Blutspenderwesens im Deutschen Reich« erlassen.[1] Sie trugen unverkennbar die Handschrift von Viktor Schilling und gehörten fachlich seinerzeit zu den besten Gesetzen dieser Art. Konkret regelten sie die Organisation der Blutspendernachweise, die Technik der Blutgruppenuntersuchung sowie die technische Durchführung der Bluttransfusion. Mit diesen Richtlinien wurde für große Krankenhäuser und Universitätskliniken der Aufbau eines Blutspendernachweises verpflichtend. Selbstverständlich diente dieser zumeist nur der Vermittlung von Spendern zur Direkttransfusion. Lediglich in Berlin, Heidelberg und Leipzig entstanden Blutspendeeinrichtungen, die auch im zivilen Bereich konservierte Blutkonserven herstellten.

An vielen Orten gingen aus Blutspendernachweisen später transfusionsmedizinische Einrichtungen hervor. Bis zum Ende des zweiten Weltkriegs blieb Deutschland jedoch auf dem Feld des Volumen- und Blutersatzes weit hinter der internationalen Entwicklung zurück. Die Zahl tatsächlich vorgenommener Bluttransfusionen war im Vergleich zu Großbritannien und den USA eher marginal.

Verknüpfung mit Kriegen und zivilen Katastrophenereignissen

Unzweifelhaft wurde in der ersten Hälfte des zwanzigsten Jahrhunderts der Fortschritt in der Transfusion von Blut von den beiden Weltkriegen maßgeblich angetrieben.[2] Dies gilt ganz besonders für die Vereinigten Staaten von Amerika, die in beiden Weltkriegen mit einem wesentlich weiter entwickelten Transfusionswesen in Erscheinung traten als Deutschland, und Großbritannien, das zunächst im zweiten Weltkrieg das beste Transfusionswesen überhaupt vorweisen konnte. Aber selbst in den USA ließ man zu, dass schon aufgebaute Strukturen mit dem Ende des Krieges noch einmal zusammenbrachen. Erst ein ziviles Unglück größten Ausmaßes, die Explosion zweier Tankladungen mit Ammoniumnitrat in Texas City im April 1947 mit Hunderten von Todesopfern und Verletzten, gab den Anstoß zum Aufbau eines zivilen Blutspendewesens und zur Gründung der American Association of Blood Banks. Auf militärischer Seite war der 1950 ausgebrochene Koreakrieg der letzte, in den die USA ohne Vorbereitungen für die Blutversorgung verwundeter Soldaten gingen.

Auch in Deutschland, wo man nach dem Ende des zweiten Weltkriegs mit den international inzwischen erzielten Fortschritten wieder in Berührung kam, entwickelten sich in den 50er Jahren zahlreiche universitäre Blutspendeeinrichtungen und die ersten Blutspendeeinrichtungen des Roten Kreuzes. Vielerorts war die Entwicklung zunächst von den wissenschaftlichen Pionieren der Transfusionsmedizin durch hohen persönlichen Einsatz getragen, und es dauerte durchaus, bis manche neuen Erkenntnisse allgemeine Anerkennung fanden.[3] Zum Beispiel wurde die Erweiterung der Blutgruppenuntersuchungen auf den Rhesusfaktor anfangs in ihrer Bedeutung verkannt. Von niemand anderem als dem berühmten Professor Oehlecker selbst stammt der nach einem Vortrag des Blutgruppenserologen *Peter Dahr* (1906 – 1984) in den 50er Jahren getane Ausspruch, dies sei alles gefährlicher Unsinn.

Die Deutsche Gesellschaft für Transfusionsmedizin und Immunhämatologie (DGTI)

Als am 30. Oktober 1954 bei einem Treffen von Fachvertretern aller an der Bluttransfusion interessierten medizinischen Disziplinen in Bad Homburg vor der Höhe die »Deutsche Gesellschaft für Bluttransfusion« – 1973 umbenannt in »Deutsche Gesellschaft für Bluttransfusion und Immunhämatologie« und schließlich 1986 umbenannt in »Deutsche Gesellschaft für Transfusionsmedizin und Immunhämatologie« (DGTI) – gegründet worden war, war dies zugleich ein Schlussstrich unter manche Gegensätze der Vergangenheit sowie unter die wissenschaftlichen Auseinandersetzungen zwischen den Vertretern der klinischen Medizin und des Bluttransfusionswesens über die Notwendigkeit der Anwendung blutgruppenserologischer Untersuchungen vor Bluttransfusionen.[3]

Die Gründerväter der Fachgesellschaft waren allesamt Pioniere, die in der ersten Hälfte des 20. Jahrhunderts wesentlich zur Entwicklung des Faches Transfusionsmedizin beigetragen hatten. Die einen, meistens Chirurgen, hatten dies praktisch getan, wie zum Beispiel der erste Vorsitzende und das erste Ehrenmitglied der Gesellschaft, Professor *Heinrich Bürkle de la Camp* (1895 – 1974), Bochum, durch die Entwicklung von Bluttransfusionsgeräten, Professor *Wilhelm Heim* (1906 – 1997), vom Berliner Rudolf-Virchow-Krankenhaus, auf dem Gebiet der Blutkonservierung, die in den 1950er Jahren Realität wurde, oder wie der schon oft erwähnte Chirurg *Franz Oehlecker* (1874 – 1957). Oehlecker hat sich ohne jeden Zweifel durch die Einführung seiner biologischen Vorprobe und durch die Erfindung seines Gerätes zur veno-venösen Direktübertragung hervorragende Verdienste um die praktische Bluttransfusion erworben. Mit seiner ablehnenden Haltung zur Serologie stand er aber im Widerspruch zu den Pionieren der Blutgruppenserologie und Immunhämatologie, die wie Professor Peter Dahr vorwiegend aus theoretischen Fächern wie der Humangenetik, der Epidemiologie und der Gerichtsmedizin kamen.

Von den Professoren Peter Dahr und *Horst Schwalm* (1904 – 1977) stammte im Übrigen der Gedanke, die Kollegen der verschiedenen an der Bluttransfusion beteiligten medizinischen Disziplinen zum Gedankenaustausch in einer Fachgesellschaft zusammen zu führen.[4] Des Weiteren ist anzumerken, dass die Gründerväter der DGTI die wissenschaftliche Gesellschaft als eine Gesellschaft auffassten, die allen Transfusionsmedizinern der deutschen Kulturnation – also auch Österreichern und Schweizern – eine wissenschaftliche Heimat bieten sollte. So war dann auch bereits der 4. Vorsitzende der DGTI, Professor *Erwin Domanig* (1898 – 1985), Salzburg, ein Österreicher. Mit Professor *Hans Willenegger* (1910 – 1998), Basel, folgte ihm 1964 der erste Schweizer. Zwischenzeitlich ist es gute Tradition der Gesellschaft, dass dem Vorstand auf jeden Fall ein Schweizer und ein Österreichischer Beisitzer angehören.

Aufgrund der politischen Zweiteilung Deutschlands nach dem Zweiten Weltkrieg blieben die Transfusionsmediziner in der DDR von ihren Kollegen im Westen getrennt und gründeten 1967 ihre eigene Gesellschaft, die Gesellschaft für Hämatologie und Bluttransfusion. Im Zuge der Deutschen Wiedervereinigung in den Jahren 1989 und 1990 wurden unter den 1. Vorsitzenden, Professor *Volkmar Sachs,* Kiel, und Professor *Dieter Wiebecke*, Würzburg, sowie dem 2. Vorsitzenden, dem Kollegen Doz. Dr. *Joachim Röwer,* Rostock, die Transfusionsmediziner der DDR ebenfalls Mitglieder der DGTI.

Anfang der 90er Jahre gelang es dann, insbesondere durch die unermüdliche Arbeit von Professor *Volkmar Sachs*, den Facharzt für Transfusionsmedizin, den es in der DDR bereits seit den 60er Jahren gab, in ganz Deutschland zu etablieren.[5] War die Gesellschaft anfangs ein buntes Gemisch vieler Fachdisziplinen, die mit der Transfusionsmedizin in irgendeiner Weise befasst waren, so repräsentiert sie heute in der Tat ein interdisziplinäres Fach, das mit seinem breiten Aufgabenspektrum eine patientengerechte, risikoarme und effiziente Hämotherapie in Kooperation mit nahezu allen anderen klinischen Fachrichtungen sichert.[6] Entsprechend vielfältig sind die in der DGTI vertretenen Arbeitsgebiete: Förderung von Aktivitäten, die dem Fortschritt in der Transfusionsmedizin und deren Grenzgebieten dienlich sind; fachliche und wissenschaftliche Beratung von medizinischen Gesellschaften, Behörden, Organisationen, Institutionen in der Transfusionsmedizin und in deren Grenzgebieten; Beratung und Mitwirkung bei der Erstellung einschlägiger Richtlinien und bei der Normung im Fachgebiet; Zusammenarbeit mit und korporative Mitgliedschaften in einschlägigen Gesellschaften; die Abhaltung wissenschaftlicher Veranstaltungen sowie die Förderung des wissenschaftlichen Nachwuchses und die Weiterentwicklung des Faches in allen Bereichen.

Die Deutsche Gesellschaft für Transfusionsmedizin und Immunhämatologie hat sich also in den über 50 Jahren ihres Bestehens von einem Zusammenschluss transfundierender Ärzte und theoretischer Immunhämatologen zur florierenden Fachgesellschaft des interdisziplinären klinischen Faches Transfusionsmedizin entwickelt, ohne das die moderne Hochleistungsmedizin, sei es nun hochintensive Chirurgie, Transplantationsmedizin, Hämatologie und Onkologie oder auch Kardiochirurgie, um nur einige Beispiele zu nennen, in der heute existierenden Form gar nicht mehr denkbar wären. Es wird interessant sein, die Weiterentwicklung des Faches Transfusionsmedizin und der wissenschaftlichen Fachgesellschaft zu beobachten, insbesondere, welche Rolle neue therapeutische Optionen bis hin zum »Tissue Engineering« im Fach Transfusionsmedizin schon bald einnehmen werden. Die Zukunft wird weisen, ob das Fach in seiner klinischen Bedeutung noch weiter zunehmen wird. Dies ist freilich zu erwarten.

Das Transfusionsgesetz

Untrennbar zur Geschichte der Transfusionsmedizin gehören die leidvollen Erfahrungen, die mit der Infektiosität von Blut, Blutkonserven und Arzneimitteln aus Blut gemacht werden mussten.[7] Zunächst stellte sich heraus, dass durch Blut bei einem erschreckenden Prozentsatz der Empfänger eine Hepatitis ausgelöst wurde. Auch Arbeiten Professor Karl Theodor Schrickers mit Daten aus Erlangen belegten dieses Transfusionsrisiko.

Im weiteren Verlauf traten dann Ende der 70er Jahre Erkrankungen durch einen neuen, über Blut und Arzneimittel aus Blut übertragbaren Erreger auf, der erst 1985 als Humanes T-Lymphotropes Virus Typ III (HTLV III, später in Humanes Immunschwächevirus HIV umbenannt) identifiziert und durch Screeningtests auf Antikörper gegen das Virus erkennbar wurde. Wie man heute weiß, hat die Vorgeschichte dieser Ereignisse viel früher begonnen als lange angenommen. Der gemeinsame Vorgänger aller heute bekannten Varianten des HIV-1 trat höchstwahrscheinlich schon um das Jahr 1908 im Kongo von Affen auf den Menschen über.[8]

Mit erheblicher zeitlicher Verzögerung führten die Infektionsübertragungen, die im wesentlichen vor 1985 vorgekommen waren, zum so genannten *Blutskandal vom Herbst 1993*. Die Wurzeln der Verrechtlichung der Transfusionsmedizin liegen in diesem Blutskandal, in dem offenbar wurde, dass die damals zuständige Bundesbehörde, das Bundesgesundheitsamt (BGA), auch acht Jahre nach der Einführung des HIV-Antikörpersuchtests nicht adäquat darüber informieren konnte, ob und wie häufig nach dessen Einführung HIV-Übertragungen durch Blut und Blutprodukte vorgekommen waren.[9] Dies veranlasste den Deutschen Bundestag, das BGA aufzulösen und den Untersuchungsausschuss »HIV-Infektionen durch Blut und Blutprodukte« einzusetzen. Sein Abschlussbericht arbeitete sehr klar heraus, dass die Übertragung von HIV und Hepatitisviren durch Gerinnungsfaktorenkonzentrate in der Zeit zwischen 1978 und 1985 zu den größten Arzneimittelkatastrophen in Deutschland zählt, in erheblichem Umfang Fehlentscheidungen bei Ärzten, Industrie und Behörden anzulasten ist, und dass diese Fehlentscheidungen auch einer falschen Prioritätensetzung im Interessenkonflikt zwischen Sicherheit und wirtschaftlichen Interessen entsprangen.[10]

Dieser Blutskandal hat das Arzneimittel- und Transfusionsrecht entscheidend verändert. Auf ihn gehen das *HIV-Hilfegesetz* (HIVHG) von 1995, das *Gesetz zur Regelung des Transfusionswesens* (Transfusionsgesetz, TFG)[11] von 1998 sowie zahlreiche Änderungen des Arzneimittelgesetzes (AMG)[12], wie etwa die grundlegende *Reform der Arzneimittelhaftung* aus § 84 AMG durch das 2. Gesetz zur Änderung schadensersatzrechtlicher Vorschriften von 2002, zurück. Das TFG ist als Ergänzungsgesetz zum AMG anzusehen, in dessen Mittelpunkt die gesundheitlichen Integritätsinteressen der Blutspender und der Empfänger von Blutkomponenten und Plasmaderivaten stehen.

Der Weg zur Gebietsbezeichnung

Wie oben geschildert, wurden in den eineinhalb Jahrzehnten nach Ende des zweiten Weltkriegs zahlreiche transfusionsmedizinische Einrichtungen gegründet und vorhandene ausgebaut. Seit 1954 verfügte das entstehende neue Fach über eine wissenschaftliche Fachgesellschaft.

Eine weitere Zäsur ergab sich mit dem Arzneimittelgesetz (AMG), das 1961 in Kraft trat.[11] Die Römischen Verträge zur Angleichung der europäischen Rechtsvorschriften forderten schon damals ein nationales Arzneimittelrecht, über das Deutschland als einziges Mitglied der Europäischen Wirtschaftsgemeinschaft (EWG) bis dahin nicht verfügte. Das AMG von 1961 enthielt noch keine Verpflichtung zur Prüfung von Wirksamkeit und Sicherheit der Medikamente, sondern sah nur eine Registrierung vor. Die Medikamente sollten nicht vom Bundesgesundheitsamt geprüft werden, sondern bei der Verwendung von Stoffen, deren Wirksamkeit nicht "allgemein bekannt" sei, sollte ein Bericht über die Art und Ausmaße festgestellter Nebenwirkungen beigelegt werden. Dadurch sollten Verzögerungen bei der Registrierung vermieden werden, um deutsche Unternehmen im internationalen Wettbewerb konkurrenzfähig zu halten. Auch hinsichtlich der Wirksamkeit sollte die Verantwortung beim Hersteller liegen. Es wurden nur "Ärztliche Prüfungen", nicht aber Klinische Prüfungen für neue Arzneimittel verlangt.

Allerdings waren die fachlichen Voraussetzungen an Verantwortungsträger in arzneimittelherstellenden Betrieben von Anfang an beträchtlich. Da die Herstellung von Blutkonserven von Anfang an vom AMG erfasst war, musste auch der Leitende Arzt einer Blutspendeeinrichtung eine ausreichende Qualifikation nachweisen. Zur Herstellung von Blut- und Serumkonserven benötigte er gemäß AMG eine behördliche Erlaubnis, die eine insgesamt fünfjährige Tätigkeit auf dem Gebiet der Arzneimittelherstellung und der Serologie und medizinischen Mikrobiologie voraussetzte, was der Weiterbildungszeit zum Erwerb der Facharztbezeichnung für eines der etablierten Gebiete entsprach. Im scharfen Kontrast dazu stand aber die Position des Transfusionsmediziners in der ärztlichen Hierarchie. Er konnte sich noch nicht einmal durch eine Zusatz-, geschweige denn durch eine Gebietsbezeichnung definieren.

Daher bemühte sich die Deutsche Gesellschaft für Bluttransfusion ab 1967 über den Wissenschaftsrat um die Etablierung selbstständiger transfusionsmedizinischer Einrichtungen an den deutschen Universitätskliniken, was vielerorts erfolgte. Im Jahr 1976 gelang ein weiterer wichtiger Schritt: Der 79. Deutsche Ärztetag stimmte dem Antrag der Deutschen Gesellschaft für Bluttransfusion und Immunhämatologie auf Einrichtung einer Zusatzbezeichnung Transfusionsmedizin mit großer Mehrheit zu. Zu deren Erlangung bedurfte es einer dreijährigen Tätigkeit im Blutspendedienst bzw. in einer Abteilung für Transfusionsmedizin. Anrechnungsfähig hierauf waren bestimmte Weiterbildungszeiten in der Anästhesie, Chirurgie, Gynäkologie, Pädiatrie, Pharmakologie und in der Laboratoriumsmedizin. Das neue Fach begann erste Konturen anzunehmen.

Die nachfolgende Entwicklung sollte indessen zunehmend deutlicher zeigen, dass insbesondere die Nachwuchsprobleme der Transfusionsmedizin mit einer wie auch immer gearteten Zusatzbezeichnung nicht gelöst werden konnten. Die jungen Ärztinnen und Ärzte vermochten verständlicherweise nicht einzusehen, warum sie hierfür eine Weiterbildungszeit investieren sollten, mit der sie ebenso gut die Facharztbezeichnung der meisten Gebiete hätten erlangen können. Zahllose Transfusionsmediziner empfanden diese Regelung als ungerechtfertigt und unhaltbar und äußerten ihre Verärgerung hierüber auf vielen internen Zusammenkünften, Veranstaltungen und Kongressen. Professor Volkmar Sachs indessen, Direktor des Institutes für Transfusionsmedizin des Universitätsklinikums Kiel, beließ es nicht bei solch wenig wirksamen Unmutsbekundungen. Spätestens seit Beginn der 1980er Jahre nutzte er jede sich bietende Gelegenheit, seine Landesärztekammer und vor allem die Bundesärztekammer auf die Notwendigkeit hinzuweisen, der Transfusionsmedizin den Status eines selbständigen Gebiets einzuräumen. Sein »Ceterum censeo« (im vollen Wortlaut: »Ceterum censeo scientiam transfusionis sanguinis in disciplinam propriam esse mutandam«; Übers..: *Im Übrigen bin ich der Meinung, dass die Wissenschaft der Bluttransfusion in eine eigene Disziplin verwandelt werden muss*) gewann erheblich an Gewicht, als er 1987 2. und 1989 1. Vorsitzender der DGTI geworden war.[5]

Auf dem 94. Deutschen Ärztetag 1991 in Hamburg stellte die Bundesärztekammer zum ersten Mal den Antrag auf Neueinführung eines Gebietes Transfusionsmedizin, der damals allerdings noch abgelehnt wurde. Ein Jahr später, auf dem 95. Deutschen Ärztetag in Köln, wurde der Antrag auf Einführung eines Gebiets Transfusionsmedizin erneut aufgerufen. Er wurde von Herrn Professor Brandstädter, Präsident der Ärztekammer Sachsen-Anhalt begründet. Er wies zunächst darauf hin, dass die Transfusionsmedizin mit Sicherheit alle Prämissen der neuen Weiterbildungsordnung erfülle. Das Gebiet habe sich in den letzten Jahrzehnten herangebildet, habe sich von keinem anderen Fach abgespalten, sei vielmehr eine originäre, neue Disziplin. In der DDR gäbe es die Facharztanerkennung bereits seit 1962. In der Bundesrepublik Deutschland bestünden derzeit 122 transfusionsmedizinische Einrichtungen. Die DGTI, als die wissenschaftliche Fachgesellschaft, habe 880 Mitglieder. Ohne die Mitwirkung der Hämotherapie sei z.B. eine moderne Intensivmedizin, Perinatologie, Herzchirurgie, Onkologie, aggressive Chemotherapie, seien Knochenmarkstransplantationen und anderes mehr nicht möglich. Jeder, der klinisch tätig sei, wisse das. Professor Brandstädter bat, dem Antrag zuzustimmen. Er wurde in der Folge von einer Rednerin und drei Rednern aus anderen Ärztekammern sehr engagiert unterstützt, lediglich ein vierter sprach sich entschieden dagegen aus. Ihm entgegnete der Referent der Bundesärztekammer, Herr Professor Jörg-Dietrich Hoppe, dass allein in Anbetracht des jüngst ergangenen BGH-Urteils zum Blutspende- und Transfusionswesen viel mehr Transfusionsmediziner benötigt würden als jetzt zur Verfügung stünden. Das müsse sich ändern und deshalb brauche man die Gebietsbezeichnung. Bei der anschließenden Abstimmung ergaben sich von zirka 250 Stimmberechtigten nur 2 Gegenstimmen und einige Enthaltungen.[4] Damit war die Gebietsbezeichnung erreicht.

Die von der DGTI und vom Berufsverband der deutschen Transfusionsmediziner (BDT) gemeinsam erarbeiteten Vorschläge zur Novellierung der (Muster)-Weiterbildungsordnung für das Gebiet Transfusionsmedizin wurden akzeptiert und vom 106. Deutschen Ärztetag 2003 in Köln mit kleinen Änderungen übernommen. Das Gebiet definiert sich nunmehr eindeutig als *klinisches* Fach mit einer Weiterbildungszeit von 60 Monaten, von denen 24 Monate in der *stationären* Patientenversorgung abgeleistet werden müssen.

Literatur

1. Wiebecke D, Fischer K, Keil G, Leibling R, Reissigl H, Stangel W. Zur Geschichte der Transfusionsmedizin in der ersten Hälfte des 20. Jahrhunderts (unter besonderer Berücksichtigung ihrer Entwicklung in Deutschland). Transfus Med Hemother 2004; 31(suppl 2):12–31.

2. Hess JR, Thomas MJG. Blood use in war and disaster: lessons from the past century. Transfusion 2003; 43:1622–1633.

3. Eckstein R, Müller N. Geschichte der Deutschen Gesellschaft für Transfusionsmedizin und Immunhämatologie (DGTI). Transfus Med Hemother 2004; 31(suppl 2): 4–10.

4. Bürkle de la Camp, H.: Eröffnungsansprache zur 10. Tagung der Deutschen Gesellschaft für Bluttransfusion in Bad Homburg v.d.H., Bibl heamatol. Basel, Karger, 1963, vol 16: 1–7

5. Wiebecke D, Eckstein R, Kühnl P. Per aspera ad astra: Der lange Weg zum Facharzt für Transfusionsmedizin. Transfus Med Hemother 2004; 31(suppl 2): 95–98.

6. Müller N, Eckstein R, Klüter H, Northoff H. Forschung und Lehre in der Transfusionsmedizin. Transfus Med Hemother 2004; 31(suppl 2): 118–121.

7. Caspari C, Gerlich WH. Durch Blut übertragbare Infektionskrankheiten. In: Müller-Eckhardt C, Kiefel V (Hrsg.). Transfusionsmedizin, 3. Auflage. Springer-Verlag, Berlin, Heidelberg, New York, 2003: 599–645.

8. Worobey M, Gemmel M, Teuwen DE, Haselkorn T, Kunstman K, Bunce M, Muyembe JJ, Kabongo JM, Kalengayi RM, Van Marck E, Gilbert MT, Wolinsky SM: Direct evidence of extensive diversity of HIV-1 in Kinshasa by 1960. *Nature* 2008; 455: 661–664.

9. Deutsch E, Bender A, Eckstein R, Zimmermann R. Transfusionsrecht. Ein Handbuch für Ärzte, Apotheker und Juristen. Wissenschaftliche Verlagsgesellschaft Stuttgart, 2. Auflage, 607 S, 2007.

10. Deutscher Bundestag (Hrsg.). HIV-Infektionen durch Blut und Blutprodukte. Bericht des 3. Untersuchungsausschusses des 12. Deutschen Bundestages. Drucksache 12/8591 vom 25. 10. 1994. Bonn: Deutscher Bundestag, Referat Öffentlichkeitsarbeit 1995, 672 Seiten.

11. Gesetz zur Regelung des Transfusionswesens (Transfusionsgesetz – TFG) in der Fassung der Bekanntmachung vom 28. August 2007. BGBl Jahrgang 2007 Teil I, S. 2169.

12. Gesetz über den Verkehr mit Arzneimittel (Arzneimittelgesetz – AMG) zuletzt geändert durch das Zehnte Gesetz zur Änderung des Arzneimittelgesetzes, BGBl. Jahrgang 2000 Teil I, S.1002

Kapitel 3: Die Entwicklung der Transfusionsmedizin und Hämostaseologie in Erlangen bis 1992

Gründung des Blutspendernachweises am Universitätsklinikum Erlangen

Im März 1940 erging der schon erwähnte Runderlass des Reichsministers des Innern zur Einrichtung eines Blutspenderwesens im Deutschen Reich (RdErl. vom 5.3.1940- IV e 5205 – 3885; RMBLiV.1940 S.450). Zentrale Forderung war die Einrichtung so genannter Blutspendernachweise an allen großen Kliniken. Bestandteil des Runderlasses waren Richtlinien mit den drei thematischen Hauptabschnitten Organisation der Blutspendernachweise, Technik der Blutgruppenuntersuchung sowie Technische Durchführung der Bluttransfusion. Selbst genaue Vorgaben und Formulare waren Bestandteil des Runderlasses, der, wie oben ausgeführt, zu den seinerzeit fachlich besten Regelungen zu diesem Thema gehörte.

Zu diesem Zeitpunkt gab es am Universitätsklinikum Erlangen 20 namentlich bekannte Personen, von denen man wusste, dass sie sich auf Verlangen zur Direkttransfusion als Spender bereitstellten. Soweit dies aus den verbliebenen Unterlagen aus dem Jahr 1940 ersichtlich ist, bestand die Reaktion der Universität und des Klinikums auf den oben genannten Runderlass in zwei Maßnahmen. Erstens wurden die bisher bekannten Spender am 16.4.1940 namentlich in einer Liste erfasst. Diese existiert noch.

16. April 1940.

An das
Staatl.Gesundheitsamt
E r l a n g e n.

Betreff: Blutspende.

Unter Bezugnahme auf die fernmündliche Unter-
redung übersende ich nachstehend Verzeichnis über die Blut-
spender des Universitäts-Krankenhauses.
Mediz.Klinik:
Frl. Elisabeth B i e r m a n n, techn.Assistentin
Andreas F r a n k,   Pfleger
Dr.Bernhard H e i n z e,   Assistenzarzt
cand med. H e l l,
Dr. Hans K o c h,   Assistenzarzt
Frl. Mathilde V o l k h a r d t   techn.Assistentin
Dr. Guido S c h m i d t,   Assistenzarzt

Chirurg.Klinik:
Frl. Ingeburg B r ü g g e m a n n,   techn.Assistentin
Dr.Helmut G o e p e l,   Assistenzarzt
Dr.Josef J o r d a n,   Assistenzarzt
Konrad H ä u s i n g e r,   Laborant
Karl L u t z,   Krankenpfleger
Hans F r ü t t i n g,   Laborant
Frl. Dr. M ü n c h Alice,   Volontärärztin
Rudolf S e f f e r t,   Masseur
Dr.Josef W e b e r   Volontärarzt
Johann Z i e g m a n n,   Krankenpfleger
Dr.Ludwig Z e u s,   Hilfsarzt
Klaus B e c k e r,   Krankenpfleger
Georg P l a n k,   Angestellter in d.Verwaltung

Abb. 10: Erste Spenderliste des Universitätsklinikums Erlangen von 1940

Sie weist ausschließlich Universitätsangehörige aus und enthält die Namen von 3 Ärzten, 1 Medizinstudenten, 2 technischen Assistentinnen und 1 Pfleger der Medizinischen Klinik und von 1 Ärztin, 4 Ärzten, 3 Pflegern, 2 Laboranten, 1 technischen Assistentin, 1 Masseur und 1 Verwaltungsangestellten der Chirurgischen Klinik, zusammen 20 Personen. Zweitens schaltete die Universität eine Anzeige im Erlanger Tagblatt.

Auf diese meldeten sich etliche Personen, so dass noch im Jahr 1940 eine weitere Liste von Blutspendewilligen erstellt wurde, die nun 35 Namen umfasste. Zu diesen Namen war 19 mal eine Klinikumszugehörigkeit und 16 mal eine

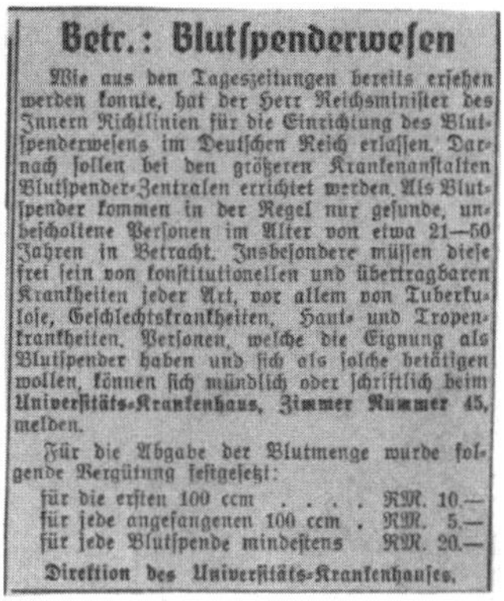

Betr.: Blutspenderwesen

Wie aus den Tageszeitungen bereits ersehen werden konnte, hat der Herr Reichsminister des Innern Richtlinien für die Einrichtung des Blutspenderwesens im Deutschen Reich erlassen. Darnach sollen bei den größeren Krankenanstalten Blutspender-Zentralen errichtet werden. Als Blutspender kommen in der Regel nur gesunde, unbescholtene Personen im Alter von etwa 21—50 Jahren in Betracht. Insbesondere müssen diese frei sein von konstitutionellen und übertragbaren Krankheiten jeder Art, vor allem von Tuberkulose, Geschlechtskrankheiten, Haut- und Tropenkrankheiten. Personen, welche die Eignung als Blutspender haben und sich als solche betätigen wollen, können sich mündlich oder schriftlich beim Universitäts-Krankenhaus, Zimmer Nummer 45, melden.

Für die Abgabe der Blutmenge wurde folgende Vergütung festgesetzt:

für die ersten 100 ccm . . . . RM. 10.—
für jede angefangenen 100 ccm . RM. 5.—
für jede Blutspende mindestens RM. 20.—

Direktion des Universitäts-Krankenhauses.

Abb. 11: Anzeige im Erlanger Tagblatt von 1940

Wohnanschrift in Erlangen erfasst. Damit war ein Blutspendernachweis am Universitätsklinikum Erlangen eingerichtet und die Keimzelle der späteren Transfusionsmedizinischen und Hämostaseologischen Abteilung gelegt.

Welche dieser Personen wie oft tatsächlich zur Direkttransfusion herangezogen wurden, ist nicht überliefert. Dagegen ist erhalten, dass sofort die Frage der Kosten und ihrer Finanzierung eine Rolle spielte. Hierzu existiert ein Schriftwechsel zwischen dem Dekan der Medizinischen Fakultät, dem Rektor der Universität und dem Bayerischen Staatsministerium für Unterricht und Kultus. Im Rückblick mag daran erstaunen, dass auch damals eine unmittelbare Verbindung von Maßnahmen und Kosten sofort thematisiert wurde. Wichtiger erscheint uns aber die in diesem Schriftwechsel zu findende Auflistung der Spendereignungsuntersuchungen, die damals vorgenommen wurden und Kosten hervorriefen: Allgemeine ärztliche Untersuchung, Blutbild, Wassermann-Untersuchung, Röntgenbild der Lunge sowie Blutgruppenbestimmung an zwei Instituten. Eine Blutgruppenbestimmung wurde durch Professor *Hans Molitoris* (1874–1972) im Institut für Gerichtsmedizin durchgeführt.

Die Einrichtung des Blutspendernachweises erfolgte durch Professor *Richard Greving* (1887–1966), der damals nicht nur Direktor der Medizinischen Klinik, sondern gleichzeitig Dekan der Medizinischen Fakultät war, an seiner eigenen, also der Medizinischen Klinik. Dieser Blutspendernachweis war nichts anderes als eine Blutspenderkartei, in der bei »Blutbedarf« nach geeigneten Blutspendern gesucht wurde, die dann der jeweiligen Abteilung vermittelt und zur Direkttransfusion zur Verfügung gestellt wurden. Für die Folgejahre ist wenig dokumentiert. Immerhin haben sich einige Briefe von Erlanger Bürgern erhalten, die ihre Bereitschaft zur Blutspende mitteilten. Auch zwei französische Zwangsarbeiterinnen wurden von einem Erlanger Unternehmen als freiwillige Blutspenderinnen gemeldet.

Die Blutbank der Medizinischen Klinik

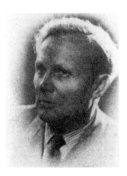

Abb. 12: Prof. Norbert Henning

Seit 1953 amtierte Professor *Norbert Henning* (1896–1985) als Direktor der Klinik, der noch im Jahr seiner Berufung Herrn Dr. *Karl Theodor Schricker* beauftragte, nach einem Lehraufenthalt im Institut des großen Immunhämatologen Professor Peter Dahr in Fortführung des Blutspendernachweises eine Blutbank für die Medizinische Klinik einzurichten und deren Leitung als Beamter auf Lebenszeit in voller Eigenverantwortung mit dem Titel »Konservator« zu übernehmen.

Über die Leistungen der Blutbank der Medizinischen Klinik sind uns keine Angaben erhalten. Auskunft über das medizinische Leistungsspektrum geben aber die vielen Publikationen Dr. Schrickers, der sich schließlich 1970 habilitierte. Sein Publikationsverzeichnis weist noch heute über das Internetportal PubMed alleine für die Jahre 1956 bis 1958 acht Arbeiten aus, in denen es sowohl um internistische als auch immunhämatologische, transfusionsmedizinische und hämostaseologische Themen ging. Das auch im Rückblick hervorstechendste Merkmal der Blutbank der Medizinischen Klinik war also die durch ihren Leiter Dr. Schricker verkörperte, klassische universitäre Wissenschaftskultur.

In den Unterlagen der Abteilung findet sich aus den Jahren 1957 und 1958 ein bemerkenswerter Schriftwechsel zwischen dem Universitätsklinikum und der AOK Bayern, in dem es um die Erstattung steigender Aufwendungen für die Bereitstellung von Blutkonserven geht, nachdem die Direkttransfusion verlassen wurde. Die AOK Bayern besteht hier zunächst auf der Fortgeltung der alten Erstattungssätze des Erlasses des Reichsministers des Inneren aus 1940 für direkt transfundierte Blutvolumina, während das Klinikum, unterstützt von der Regierung von Mittelfranken, auf eine aufwandgerechte Finanzierung drängt, die auf dem Wege des Kompromisses über neue Pflegesätze schließlich wenigstens teilweise erreicht wird.

Die Blutbank der Chirurgischen Klinik

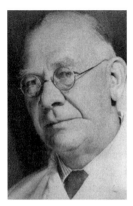

Abb. 13: Prof. Otto Goetze

Auch die Chirurgische Klinik führte 1951 unter dem damaligen Direktor Professor *Otto Goetze* (1886–1955) eine Blutbank ein. 1955 übernahm Professor *Gerd Hegemann* (1912–1999) den Lehrstuhl für Chirurgie und die Klinikleitung. Er war seit seinem Amtsantritt auf den Ausbau der vorgefundenen Blutbank der Chirurgischen Klinik bedacht. Er setzte dazu als verantwortlichen ärztlichen Leiter Dr. *Norbert Steinhardt* ein, der ihm aus der Universitätsklinik Marburg nach Erlangen gefolgt war, nachdem er in den Jahren 1953 bis 1955 in der Blutbank der Marburger Klinik, die damals von Dr. Rosenthal, einem Gründungsmitglied der Gesellschaft für Bluttransfusion, geleitet wurde, serologische Diagnostik und die Organisation des Bluttransfusionswesens erlernt hatte.

Aus dem Jahr 1962 ist ein Schreiben Professor Hegemanns an Professor Dahr erhalten, in dem er sich massiv dafür einsetzt, die von Dr. Steinhardt geleitete Blutbank der Chirurgischen Klinik in das Verzeichnis der ausbildungsberechtigten »Lehrblutbanken« aufzunehmen. Bemerkenswert ist daraus unter anderem der Hinweis, dass die »Blutbank der Medizinischen Univ.-Klinik Erlangen unter Leitung von Herrn Kollegen Schricker« bereits in diesem Verzeichnis gelistet sei.

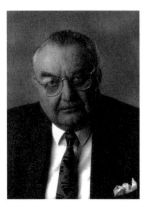

Abb. 14: Dr. Norbert Steinhardt

Das Jahr 1962 sah noch einen langfristig wichtigeren Vorgang. Nachdem im Jahr 1961 die erste Fassung des Arzneimittelgesetzes in Kraft getreten war, bedurfte einer Erlaubnis der zuständigen Landesbehörde, damals der Regierung von Mittelfranken in Ansbach, wer Sera, Impfstoffe oder Blut- oder Serumkonserven zum Zweck der Abgabe an andere herstellen wollte. Auf den Antrag des Universitätsklinikums erhielten im Jahr 1962 sowohl die Blutbank der Internistischen Klinik unter Leitung Dr. Schrickers als auch die Blutbank der Chirurgischen Klinik unter Leitung Dr. Steinhardts diese Herstellungserlaubnis. Letztere liegt noch im Original vor und enthält neben dem Erlaubnisschreiben als Anlagen die Beschreibung der ärztlichen Überwachung der Blutbank und eine tabellarisch knappe Darstellung der Tätigkeiten.

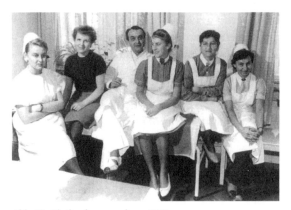

Abb. 15: Blutbankpersonal um 1960

Die Zusammenführung der beiden Blutbanken

Schon in den Fünfzigerjahren wäre die Zusammenlegung beider Blutbanken sicherlich nicht von Nachteil gewesen, aber da die beiden Direktoren der Medizinischen und Chirurgischen Klinik erhebliche persönliche Differenzen hatten, kam es dazu nicht. Erst nach dem Ausscheiden von Professor Henning erfolgte unter seinem Nachfolger Professor *Ludwig Demling* (1921 – 1995) wieder eine Verständigung zwischen beiden Fächern, und es entstand eine gute und gedeihliche Zusammenarbeit.

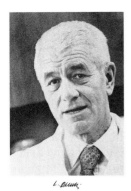

Abb. 16: Prof. Ludwig Demling

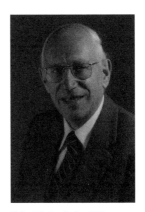

Abb. 17: Prof. Gerd Hegemann

Daraus erwuchs der Plan zur Zusammenlegung der Blutbanken der Chirurgischen und der Medizinischen Klinik, der von Professor Demling und Professor Hegemann gemeinsam getragen wurde. Die eigentlich treibende und fördernde Kraft ging dabei aber wohl von Professor Hegemann aus, der den notwendigen Weitblick besaß, eine geordnete und präzise Arbeit – »keine Schlampereien mehr« – mit klaren Entscheidungen (»Ja oder Nein«) in allen Belangen der Bluttransfusion wünschte und den jederzeitigen Zugriff der Chirurgischen Klinik und der Operateure auf Blut anstrebte. Schließlich kam es zur Zusammenlegung in Räumen der Chirurgischen Klinik, aber unter der Leitung des bisherigen Leiters der Blutbank der Medizinischen Klinik, Dr. Schricker. Hintergrund für diese Form der Zusammenlegung war einerseits, dass sich die damalige Blutbank der Medizinischen Klinik in einem Anbau befand, der bis Ende 1967 wegen anstehenden Abrisses geräumt werden musste. Andererseits hatte der Leiter der Chirurgischen Blutbank, Dr. Steinhardt, 1965 die Chirurgische Klinik und Erlangen verlassen, um eine Chefarztposition in Wegscheid anzutreten. Sein Nachfolger wurde Dr. Reinhard Flesch, der allerdings wieder in die Chirurgie zurückstrebte, wo er sich später habilitierte.

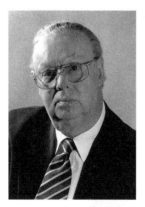

Abb. 18: Prof. Reinhard Flesch

Räumlich erfolgte die Zusammenlegung auf einer Fläche im ersten Obergeschoß des Operationstrakts der Chirurgischen Klinik, die noch heute die eigentliche Blutbank des Universitätsklinikums Erlangen beherbergt und aufgrund ihrer räumlichen Nähe zu den Operationssälen und zum Schockraum der
Chirurgie seit nun 43 Jahren dort ideal gelegen ist. Für die notwendigen Bau-
maßnahmen setzte das Bayerische Staatsministerium für Unterricht und Kultus
aufgrund der Berichterstattung der Universitätsverwaltung durch KME vom
18. 8. 1967 Nr. I/8 – 5/95 133 Baukosten von 20.000,– DM fest, ohne diese allerdings gesondert zuzuweisen.

Auch in den neuesten Bauplanungen für den künftigen Funktionstrakt des
Operativen Zentrums aus dem Jahr 2010 wird an einer OP-Saal-nahen Lokali-
sierung der Blutbank festgehalten.

Die Jahre nach 1967 sind durch die umfangreiche klinische und wissenschaftliche Arbeit Dr. Schrickers gekennzeichnet. Auch gelang Dr. Schricker
1969 die Verlagerung des Gerinnungslabors der Medizinischen Klinik in die
eben entstandene Blutbank in der Chirurgischen Klinik.

Die Gründung der selbständigen Abteilung für Transfusionsmedizin

1970 habilitierte sich Dr. Schricker mit der Habilitationsschrift »Experimentelle
und blutgruppenserologische Analysen an 6000 Blutproben unter Einbeziehung
einer bisher in der Literatur nicht beschriebenen Rh-Konstellation« für das Fach
Innere Medizin und erhielt am 29. 07. 1970 die Venia legendi. Seine Arbeit wurde
im gleichen Jahr mit dem Thiersch-Preis ausgezeichnet, einem jährlich vom
Universitätsbund Erlangen-Nürnberg gestifteten Habilitationspreis für Nach-

wuchswissenschaftlerinnen und -wissenschaftler der Medizinischen Fakultät der Friedrich-Alexander-Universität. 1973 wurde er zum Abteilungsvorsteher HS3 der noch nicht selbständigen Abteilung für Transfusionsmedizin ernannt, 1975 zum Extraordinarius berufen.

Bis 1976 wurden der Abteilung neben der Fläche im ersten Obergeschoß des Operationstraktes noch ein Spezialgerinnungslabor, ein serologisches Labor sowie zwei Räume zur Tiefkühlkonservierung zugewiesen.

Im August 1975 beantragte die Medizinische Fakultät die Errichtung einer selbständigen Abteilung für Transfusionsmedizin in der Chirurgischen Klinik. Mit Schreiben vom 30.4.1976 (AZ: I A 8 – 5/133 451/75) teilte das Bayerische Staatsministerium für Unterricht und Kultus mit, dass dem Antrag der Universität Erlangen-Nürnberg entsprechend nach Anhörung des Fachbereichs Medizin und im Benehmen mit dem Vorstand der Chirurgischen Klinik mit Poliklinik gemäß Art. 39 Abs. 4 Satz 1 BayHSchG mit Wirkung vom 1. April 1976 eine Abteilung für Transfusionsmedizin in der Chirurgischen Klinik mit Poliklinik der Universität Erlangen-Nürnberg eingerichtet werde. Zum Leiter dieser Abteilung wurde der Abteilungsvorsteher Professor Karl Theodor Schricker bestellt (Art. 39 Abs. 4 Satz 2 BayHSchG).

Die weitere Entwicklung der Abteilung bis 1992 ist vor allem durch die vielfältigen wissenschaftlichen Arbeiten Professor Schrickers und die erfolgreiche Integration von Transfusionsmedizin, Immunhämatologie und Hämostaseologie unter seiner Leitung charakterisiert. Diesen großen Leistungen ist das folgende Kapitel gewidmet.

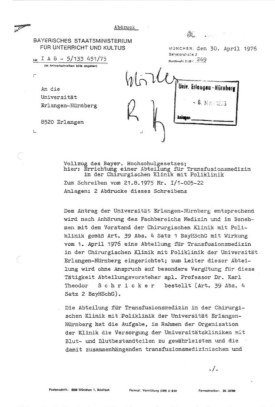

Abb. 19: Seite 1 des Schreibens des Bayerischen Staatsministeriums für Unterricht und Kultus zur Einrichtung der selbstständigen Abteilung vom 30. April 1976

Kapitel 4: Professor Karl Theodor Schricker

Lebensdaten

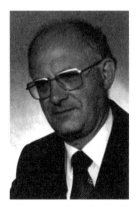

Abb. 20: Prof. Karl Theodor Schricker

Karl Theodor Schricker wurde am 4. Dezember 1924 in Würzburg geboren. Nach Kriegsdienst zunächst in Russland und später im Westen und nach britischer Gefangenschaft war er auf der Suche nach einer wiedereröffnenden deutschen Universität. Er studierte ab dem Wintersemester 1945/46 Humanmedizin in Erlangen, wo die Universität sehr früh ihren Betrieb wieder aufnahm. In den Jahren 1951 bis 1967 war er wissenschaftlicher Assistent an der Medizinischen Klinik der Universität Erlangen, wo er zum Facharzt für Innere Medizin ausgebildet wurde. 1953 erhielt er in Göttingen bei dem berühmten Peter Dahr seine ersten Unterweisungen in der Blutgruppenserologie. Zu seinem Aufgabengebiet gehörte nach diesem Ausbildungsabschnitt seit 1953 die Leitung der Blutbank der Medizinischen Klinik. Nach Zusammenlegung der Blutbanken der Chirurgischen und der Medizinischen Kliniken auf Initiative des Chirurgen

Professor Gerd Hegemann wurde er 1967 zum Leiter der neugeschaffenen Blutbank für das Gesamtklinikum bestellt. 1969 integrierte er das Gerinnungslabor der Medizinischen Klinik in die Blutbank und damit die Hämostaseologie in die Transfusionsmedizin.

Für seine Habilitationsschrift zu seltenen Blutgruppenkonstellationen und zur Sensibilisierung gegen Blutgruppenantigene wurde Karl Theodor Schricker 1970 mit dem Thiersch-Preis der Medizinischen Fakultät der Universität Erlangen-Nürnberg ausgezeichnet. 1973 erfolgte die Ernennung zum Abteilungsvorsteher HS3 und 1975 die Berufung zum Professor für Transfusionsmedizin und Hämostaseologie. Die Abteilung wurde unter seiner Leitung weiter ausgebaut und im Jahr 1976 zur ersten selbstständigen Abteilung für Transfusionsmedizin und Hämostaseologie in Bayern. Daran ist sowohl die Tatsache bemerkenswert, dass durch Professor Schrickers Leistung das Fach Transfusionsmedizin in Bayern erstmals am Universitätsklinikum Erlangen akademisch eigenständig wurde, als auch die Leistung, von Anfang an die Hämostaseologie einzubinden. Beides erklärt sich aus dem wissenschaftlichen Werk Professor Schrickers sowie seinem steten Streben nach bestmöglicher klinischer Kooperation mit allen Fächern im Hause und den Außenkliniken.

Schwerpunkte der wissenschaftlichen Arbeit von Professor Schricker waren Grundlagen, Diagnostik und Therapie von Bluterkrankungen, Aufbau und Funktionen von Zellen, Prozesse der Blutstillung und Blutgerinnung und der Diabetes mellitus. Zusammen mit Professor Siegfried Witte führte Schricker 1959 die erste Knochenmarktransfusion in Erlangen durch und publizierte und forschte in einer der ersten Arbeitsgruppen, die sich in Deutschland mit dieser innovativen Behandlungsmethode hämatologischer Krankheiten befasste.

Die Ergebnisse seiner wissenschaftlichen Tätigkeit in den oben genannten Arbeitsgebieten spiegeln sich in 4 Handbuchbeiträgen, 19 Buchbeiträgen und 268 Publikationen in deutschen und international anerkannten Zeitschriften und zahlreichen Vorträgen auf Kongressen wider. Neben der klinischen Tätigkeit war er auch als Fachberater und Gutachter in der Bayerischen Landesärztekammer tätig.

Nach 41 Jahren im Berufsleben trat Professor Dr. Karl Theodor Schricker 1992 in den wohlverdienten Ruhestand. Seither beschäftigt er sich mit klassischer Literatur und Musik. Neben dem Besuch von Opern und Konzerten genießt er es, Kulturreisen und Wanderungen im Gebirge zu unternehmen.

Transfusionsmedizinische Schwerpunkte seiner wissenschaftlichen Arbeit

Die Publikationen, Buchbeiträge und Referate Professor Schrickers umfassen die Transfusionsmedizin, die Immunhämatologie und die Hämostaseologie in ihrer ganzen Breite. Sie befassen sich unter anderem mit Blutgruppenbestimmung, Kreuzprobe, Antikörpersuchtest, Antikörperdifferenzierung und ABO-Identifizierung am Krankenbett (Bedside-Test), der seltenen Blutgruppe 0_h (Bombay-Phänotyp), Indikationen und Gefahren der Bluttransfusion, der Hämotherapie nach Maß, Transfusionszwischenfällen und ihrer Behandlung, der prä- und postoperativen Behandlung bei hämophilen Patienten in der Orthopädie, der Transfusion in der Inneren Medizin und der therapeutischen Anwendung einzelner Fraktionen des Blutes, mit Transfusionsproblemen bei der Nieren- und Lebertransplantation, mit Kreislaufveränderungen während des Aderlasses, der Eisensubstitution beim Blutspender und der Beziehung zwischen Blutgruppensystemen und Neoplasma ventriculi, Ulcus ventriculi und Ulcus duodeni. Weitere Themenschwerpunkte waren die ikterische und anikterische Transfusionshepatitis, AIDS aus der Sicht eines Transfusionsmediziners, die Antikörperbildung nach Bluttransfusionen und die Eigenblutspende. Professor Schricker beforschte die Tiefkühlkonservierung von Erythrozyten und die autologe Bluttransfusion tiefkühlkonservierten Blutes in der Herzchirurgie.

Sehr interessant sind auch im Rückblick gemeinsam mit Kollegen der Chirurgischen Klinik durchgeführte Arbeiten zur transfusionsassoziierten Immunsuppression bzw. Immunmodulation. Für das kolorektale Karzinom konnte er erstmals einen prognostisch negativen Einfluss der intra- und perioperativen Transfusion von Gefrorenem Frischplasma zeigen.

Zudem entwickelte Professor Schricker gemeinsam mit seinen Mitarbeitern zur Aufklärung von Patienten und Spendern vorgesehene Aufklärungsbögen und Merkblätter. Diese Bögen wurden zeitweise fast in der gesamten Bundesrepublik verwendet.

Testung von Blutspenden auf Infektionsmarker in Erlangen

Besonders erwähnt seien Professor Schrickers Arbeiten zur Transfusionshepatitis. Einerseits gelang ihm im Jahre 1969 der erste Nachweis, dass die Hepatitis B nicht nur durch Blutkonserven oder Blutderivate übertragen wird, sondern auch andere Infektionswege diskutiert werden müssen. Andererseits legte er mit Arbeiten zur Nachuntersuchung am Universitätsklinikum Erlangen operierter

Patienten wichtige Daten zur Frequenz der Transfusionshepatitis an einem deutschen Universitätsklinikum vor. Damals entwickelten 6,7 Prozent der transfundierten Patienten postoperativ eine Hepatitis gegenüber nur 0,65 Prozent der nicht transfundierten. Als im Jahr 1970 erste Screeningtests für Spender verfügbar wurden, führte Professor Schricker diese unverzüglich in das Spenderscreening in Erlangen ein. Die praktischen Arbeiten wurden von der MTA Frau Ilsabe Lichtenstein durchgeführt, die in einem Labor der Chirurgischen Klinik die entsprechenden Testungen aufbaute.

Die infektionsserologische Testung von Blutspenden der Abteilung begann 1970 mit der Einführung der Untersuchungen auf HBs-Antigen und Antikörper dagegen (anti-HBs). Im Jahre 1975 wurde die Testung auf HBc-Antikörper eingeführt, 1976 auf HBe-Antigen und HBe-Antikörper. Zur Verminderung des Übertragungsrisikos einer Hepatitis lief dieses Programm bis einschließlich Juni 1986. Die HBsAG-Testung erfolgte bei jeder Spende, die Anti-HBc-, die HBe-AG- und die Anti-HBe-Testung bei der überwiegenden Mehrzahl der Spenden. Die Untersuchung auf Antikörper gegen das HI-Virus (zunächst als Anti-HTLV-III-Bestimmung bezeichnet) begann ebenfalls bemerkenswert früh, nämlich am 11. März 1985 mittels eines Elisa-Tests der Firma Abbott. Seither wurde somit jede Spende auf Antikörper gegen HI-Viren untersucht.

Auch im Rückblick muss man die frühe Einführung des ersten Screeningtests auf Hepatitis-B-Virus-Infektion beim Spender und die frühe Erweiterung auf zusätzliche Testverfahren hervorheben. Nach den Feststellungen des Untersuchungsausschusses »HIV-Infektionen durch Blut und Blutprodukte« des Deutschen Bundestages (siehe Kapitel 2) war die Einführung der HBsAG-Testung in Deutschland erst Mitte der 70er Jahre flächendeckend abgeschlossen. Und die Anti-HBc-Testung, die, wie gesagt, in Erlangen seit 1975 stattfindet, wurde erst durch ein Stufenplanverfahren des PEI im Jahr 2006 in ganz Deutschland verbindlich.

Hämostaseologische Forschungen

Während seiner gesamten Dienstzeit war Professor Schricker ein möglichst enger Kontakt zu allen Kliniken und Abteilungen und die Beratung in transfusionsmedizinischen und hämostaseologischen Fragen sehr wichtig. Dies gilt ganz besonders für das Feld der Hämostaseologie, die nur im engen Kontakt zur Klinik sinnvoll zu betreiben ist.

Die hämostaseologischen Publikationen Professor Schrickers befassen sich sowohl mit Grundlagen als auch mit klinischen Aspekten der Blutgerinnung. Themen waren Klinik, Diagnostik und Therapie plasmatischer und korpuskulärer Gerinnungsstörungen, die Hämophilie A und B, der von Willebrand-

Faktor, der angeborene Mangel an verschiedenen Gerinnungsfaktoren, die Thrombozytenmorphologie und –funktion sowie Gerinnungsstörungen bei operativen Eingriffen, zum Beispiel die Auswirkung der Herzlungenmaschine auf das Gerinnungsverhalten oder der Einfluss von Aspisol® auf die Plättchenfunktion bei gefäßchirurgischen Eingriffen.

Würdigung

Die herausragende Leistung Professor Schrickers besteht in der früh begonnenen und nie aufgegebenen Verknüpfung der Patientenversorgung mit der Forschung und der klinischen Patientenbetreuung am Bett mit der Diagnostik im Labor. Auf der Basis seiner fundierten internistischen Ausbildung, die er stets pflegte und bewahrte, gelang ihm die Zusammenführung der Blutbanken der Medizinischen Klinik und der Chirurgischen Klinik, die Etablierung des neuen Fachs Transfusionsmedizin in der Bayerischen Hochschulmedizin und das Zusammenführen von Transfusionsmedizin, Immunhämatologie und Hämostaseologie. Professor Schricker legte damit Grundlagen, die es zu bewahren und auszubauen galt und gilt, sind sie doch in dieser Form einzig in der Bayerischen Hochschulmedizin und sorgen für eine optimale Qualität der Patientenversorgung.

Literatur

[Anmerkung: Die nachfolgende Liste von Literaturstellen erhebt weder Anspruch auf Vollständigkeit noch auf Auswahl der wichtigsten Arbeiten, sondern soll vor allem einen kurzen Überblick über die Breite des wissenschaftlichen Werks Professor Schrickers geben.]

1. Witte S, Barth G, Graebner H, Schricker KT. Beobachtungen über die Knochenmarktransfusion bei der Ganzkörperbestrahlung tumortragender Ratten. Blut 1965; 11:257–267.
2. Witte S, Schricker KT, Maurer W. Die Behandlung der zystostatisch bedingten hämatologischen Nebenwirkungen durch Knochenmarktransfusion. Munch Med Wochenschr 1960; 102:1251–1253.
3. Schricker KT, Ehler R. Das Problem der Transfusionshepatitis bei den verschiedenen Operationen (I). Med Welt 1971; 24:999–1003.
4. Schricker KT, Ehler R. Das Problem der Transfusionshepatitis bei den verschiedenen Operationen (I). Med Welt 1971; 26: 26:1080–1083.
5. Schricker KT, Neidhardt B, von der Emde J. Die autologe Bluttransfusion tiefkühlkonservierten Blutes in der Herzchirurgie. Dtsch Med Wochenschr 1981; 106: 1333–1337.

6. Neidhardt B, Schricker KT. Hämostasestörungen bei Leberzirrhose. Teil 1: Pathogenese, Diagnose. Fortschr Med 1982; 100:626–630.

7. Neidhardt B, Schricker KT. Hämostasestörungen bei Leberzirrhose. Teil 2: Therapie. Fortschr Med 1982; 100: 836–840.

8. Schricker KT, Neidhardt B. Gastrektomie bei kongenitalem Faktor VII-Mangel. Med Klin 1981; 76: 534–536.

9. Schricker KT, Neidhardt B, Hacker R, Kail R. Herzoperation bei einer Patientin mit der Blutgruppe 0 h (Bombay-Phänotyp). Dtsch Med Wochenschr 1983; 108:61–63.

10. Schricker KT, Schricker E. Autologe Bluttransfusion. Z Kinderchir 1983; 38:139–144.

11. Schricker KT, Neidhardt B. AIDS aus der Sicht des Transfusionsmediziners. Chirurg 1987; 58:801–805

12. Schricker KT, Hermanek P, Guggenmoos-Holzmann I, Neidhardt B, Resch T, Freudenberger K. Verschlechterung des kolorektalen Karzinoms. Überraschende Ergebnisse einer Multivarianzanalyse. Beitr Infusionsther 1990; 26:307–312.

13. Schricker KT, Bergmann H. Vermeidung von Komplikationen bei der Bluttransfusion. Klin Anaesthesiol Intensivther 1990;38:137–151.

Kapitel 5: Professor Reinhold Eckstein

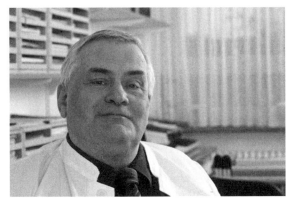

Abb. 21: Prof. Reinhold Eckstein

Reinhold Eckstein wurde am 9. Januar 1949 in München geboren. Nach seinem Abitur am humanistischen Wilhelmsgymnasium in München leistete er seinen Grundwehrdienst als Sanitätssoldat bei der 1. Gebirgsdivision der Bundeswehr an den Standorten Traunstein, Kempten, München und Mittenwald. Anschließend studierte er an der Ludwig-Maximilians-Universität Müchen Medizin. Nach Tätigkeiten an der Chirurgischen Abteilung des Städtischen Krankenhauses München Oberföhring und der Medizinischen Klinik I im Klinikum Großhadern der Universität München schloss er die Medizinalassistentenzeit an der Klinik für Herz- und Kreislauferkrankungen des Deutsches Herzzentrums München ab und arbeitete dort als Assistenzarzt unter seinem ersten Lehrer Professor Werner Rudolph.

1978 promovierte er sich über das Thema »Die zelluläre Immunität bei chronischer lymphatischer Leukämie und Lymphogranulomatose im Vergleich zu Normalpersonen – eine lymphozytenkinetische Untersuchung« bei dem

Hämatologen Professor Herbert Begemann an der Ludwig-Maximilians-Universität München. 1979 wechselte er von der Kardiologie in die Hämatologie und wurde Assistenzarzt an der Medizinischen Klinik III des Klinikums Großhadern bei Professor Wolfgang Wilmanns. Dort erlernte er gleichzeitig die Transfusionsmedizin unter Anleitung von Professor Wolfgang Mempel. 1986 erwarb er die Anerkennung als Facharzt für Innere Medizin und noch im gleichen Jahr die Zusatzbezeichnung Transfusionsmedizin, 1989 die Zusatzbezeichnung Hämatologie, 1994 die neu geschaffene Anerkennung als Facharzt für Transfusionsmedizin, 2003 die Zusatzbezeichnung Bluttransfusionswesen und 2004 die damals eingeführte Zusatzbezeichnung Hämostaseologie.

1987 habilitierte sich Reinhold Eckstein an der Ludwig-Maximilians-Universität München für das Fach Innere Medizin über das Thema »Immunologische in-vitro-Untersuchungen bei Gesunden und Patienten mit Herzmuskelerkrankungen entzündlicher Genese, Histiozytose-X und Immunthrombozytopenie«. Zeitgleich erhielt er zum 31. 12. 1986 die Berufung und Ernennung zum Universitätsprofessor C2 für Experimentelle Hämatologie an der Abteilung Innere Medizin und Poliklinik mit Schwerpunkt Hämatologie und Onkologie unter Professor Dieter Huhn. Gleichzeitig wurde er Leiter der Blutbank des Universitätsklinikums Charlottenburg, später Universitätsklinikum Rudolf Virchow, der Freien Universität Berlin.

Die ersten wissenschaftlichen Arbeiten Reinhold Ecksteins galten der Suppressorzellaktivität bei Myokarditis und kongestiver Kardiomyopathie, dem HLA-System und der gemischte Lymphozytenkultur (MLC) sowie immunfunktionellen Parametern bei Histiozytose X und Immunthrombozytopenie. Im weiteren traten transfusionsmedizinische Arbeiten zu den Themen Stammzellseparation und Eigenblutspende hinzu.

Am 18. 09. 1991 erhielt Professor Reinhold Eckstein den Ruf des Bayerischen Staatsministeriums für Unterricht, Kultus, Wissenschaft und Kunst auf die C3-Professur für Transfusionsmedizin und Hämostaseologie an der Friedrich-Alexander-Universität Erlangen-Nürnberg, den er am 06. 04. 1992 annahm. Am 01. 09. 1992 erfolgte seine Ernennung zum Universitätsprofessor (C3) auf Lebenszeit und Bestellung zum Leiter der selbständigen Abteilung für Transfusionsmedizin, seit 2005 Transfusionsmedizinische und Hämostaseologische Abteilung, an der Friedrich-Alexander-Universität Erlangen-Nürnberg.

Seit 1990 ist Professor Eckstein ohne Unterbrechung neben seiner wissenschaftlichen Tätigkeit auch berufspolitisch im Interesse des Fachs Transfusionsmedizin engagiert. Von 1990 bis 1994 war er Vorsitzender der Berufspolitischen Kommission der Deutschen Gesellschaft für Transfusionsmedizin und Immunhämatologie (DGTI). Seit 1991 ist er Mitglied im Wissenschaftlichen Beirat der Zeitschrift »Infusionstherapie und Transfusionsmedizin«, heute »Transfusion Medicine and Hemotherapy«. Von 1992 bis 2003 war er Mitglied im

Wissenschaftlichen Beirat des Vorstands der Deutschen Gesellschaft für Hämatologie und Onkologie (DGHO), 1992 richtete er als Kongresspräsident das Symposium der DGTI in Berlin aus. Seit 1994 ist er Beisitzer im Vorstand des Berufsverbandes Deutscher Transfusionsmediziner (BDT). Von 1995 bis 2006 war er Schriftführer und seit 01.01.2007 Zweiter Vorsitzender der DGTI. Seit 01.01.2009 ist Professor Eckstein Erster Vorsitzender der Fachgesellschaft. Schließlich wurde er im März 2010 in den Wissenschaftlichen Beirat für das Sanitäts- und Gesundheitswesen der Bundeswehr beim Bundesminister der Verteidigung (Wehrmedizinischer Beirat) berufen.

Im Universitätsklinikum Erlangen war Professor Eckstein von 1996 bis 2004 Stellvertretender Ärztlicher Direktor. In der langen Amtszeit der vom Ärztlichen Direktor Professor Rolf Sauer geführten Direktion fielen viele für die Zukunft des Universitätsklinikums sehr weitreichende und zukunftsichernde Entscheidungen. Am wichtigsten für den Standort Erlangen war die Entscheidung, den Weg zur Errichtung von Neubauten für die großen Kliniken des Universitätsklinikums zu beschreiten. Während der zweite Bauabschnitt des Nichtoperativen Zentrums kurz vor seiner Vollendung steht, wurde im Bereich der Operativen Fächer die anstehende Serie von Neubauten im Jahr 2009 mit dem Beginn des Neubaus des Chirurgischen Bettenhauses gerade erst begonnen. Eine weitere, auch für die Transfusionsmedizinische und Hämostaseologische Abteilung wichtige Entscheidung wurde in der Laborrestrukturierung getroffen. Hier beschloss der Klinikumsvorstand eine Reorganisation, die unter dem Motto der fachspezifischen Zentralisierung erhebliche Wirtschaftlichkeitsreserven erschloss und gleichzeitig die fachspezifische klinische Bindung der Laboratoriumsdiagnostik erhielt, die an so vielen Orten verloren ging, was stets einen Verlust an klinischer und fachlicher Versorgungsqualität zur Folge hat. Seit März 2009 ist Professor Eckstein erneut einer der zwei Stellvertreter des Ärztlichen Direktors des Universitätsklinikums Erlangen.

Über die Entwicklung der Transfusionsmedizinischen und Hämostaseologischen Abteilung in den Jahren seit 1992 gibt das nachfolgende Kapitel Auskunft. Zu den wichtigsten Entwicklungen zählt ohne Zweifel die Etablierung einer erfolgreichen Forschergruppe, aus der heraus zahlreiche Promotions- und Habilitationsverfahren erfolgreich abgeschlossen werden konnten. Die wissenschaftliche Tätigkeit der Erlanger Transfusionsmedizin und Hämostaseologie umfasst wie in der Amtszeit Professor Schrickers die klinische Transfusionsmedizin, die immunhämatologische Diagnostik und die spezielle Hämostaseologie. Daneben hat sich die von Professor Eckstein geleitete Gruppe in hervorragender Zusammenarbeit mit dem Justitiar und Stellvertretenden Kaufmännischen Direktor des Universitätsklinikums Erlangen, Dr. Albrecht Bender, sowie dem Göttinger Emeritus Professor Dr. iur. Erwin Deutsch zu der führenden Arbeitsgruppe auf dem Feld des Transfusionsrechts entwickelt.

Kapitel 6: Die Entwicklung der Transfusionsmedizin und Hämostaseologie in Erlangen seit 1992

Erweiterung des Herstellungsbereichs

Bereits im Rahmen der Berufungsverhandlungen von Professor Reinhold Eckstein wurde festgestellt, dass die Blutbank, die unverändert in den ihr seit 1967 zugewiesenen Räumen betrieben wird, räumlich außerordentlich beengt sei. Dies galt insbesondere für den Herstellungsbereich, der aus einem einzigen im Mischbetrieb mit anderen Funktionen als Spende betriebenen Raum bestand. Mitte 1993 ergab sich die Möglichkeit, dieser Situation durch Anmietung und Umbau einer Fläche im Anwesen Schillerstr. 8 in Erlangen abzuhelfen. Am 10. August 1994 konnten die neuen Blutspenderäume in Betrieb genommen werden. Seither sind der Blutspendebereich und die ambulanten Sondersprechstunden der Abteilung in ansprechenden Räumen auf einer Fläche von etwa 237 qm^2 untergebracht. Dort sind die modernen Anforderungen des Arzneimittel- und Transfusionsrechts an die Spenderuntersuchung und die Vertraulichkeit der Arztgespräche erfüllt und angemessen ausgestattete Räumlichkeiten für die Durchführung der Spendenentnahmen von altruistischen freiwilligen Spendern gegeben.

Arzneimittelrechtliche Zulassung von Blutkomponenten als Fertigarzneimittel

Im März 1994 wurde das Verfahren der arzneimittelrechtlichen Zulassung von in der Abteilung hergestellten Erythrozyten- und Thrombozytenkonzentraten sowie gefrorener Frischplasmen durch Abgabe von Zulassungsanträgen nach den §§ 22 ff AMG beim Paul-Ehrlich-Institut (PEI), Bundesamt für Sera und Impfstoffe, eingeleitet. Im Juli 1999 folgte eine Reihe von Anträgen auf Zulassung bestrahlter Blutkomponenten.

Seit Dezember 1996 wurden schrittweise die Zulassungen für nachfolgend genannte Fertigarzneimittel von der Bundesoberbehörde erteilt:

Erstzulassung	Derzeitige Arzneimittelbezeichnung	Zul.-Nr.
17.12.1996	Leukozytenarmes Gefrorenes Frischplasma (in CPD) FAU	10558a/96 – 1
17.12.1996	Leukozytenarmes Thrombozytapheresekonzentrat FAU	10559a/96 – 1
15.01.1997	Leukozytenarmes Erythrozytenkonzentrat PAGGS-M FAU	10557a/96 – 1
05.08.2003	Leukozytenarmes Thrombozytapheresekonzentrat, bestrahlt FAU/FAU	PEI.H.01116.01.1
28.10.2004	Stammzellen aus PRB FAU 2,5 *	PEI.H.02176.01.1
28.10.2004	Stammzellen aus PRB FAU 1,67 *	PEI.H.02176.02.1
06.02.2007	Leukozytenarmes Erythrozytenkonzentrat SAG-M bestrahlt Suhl/FAU	PEI.H.02206.01.1
03.11.2008	Leukozytenarmes Gefrorenes Frischplasma bestrahlt Suhl/FAU	PEI.H.03245.01.1

* PRB = Plazentarestblut

Da sehr viele andere Blutspendedienste in Deutschland in den 90er Jahren den alternativen Weg der so genannten Nachzulassung ihrer Blutkonserven beschritten hatten, war die Transfusionsmedizinische und Hämostaseologische Abteilung des Universitätsklinikums Erlangen eine der ersten Spendeeinrichtungen in Deutschland, die für ihre Blutkomponenten das Verfahren der Zulassung abgeschlossen hatte. Außerdem war die Abteilung im Oktober 2004 die erst dritte Einrichtung in Deutschland, die allogene Stammzellpräparate aus Plazentarestblut beim PEI zugelassen hatte.

Ausbau der Hämostaseologie

Schon im Jahr 1992 erhielt die Abteilung mit dem Amtsantritt von Professor Eckstein neue Räume für Ihre hämostaseologischen und hämatologischen Laboratorien im Hakenbau des Universitätsklinikums. Dort wurde in Fortsetzung der von Professor Schricker begründeten Tradition die gesamte Palette der allgemeinen und der speziellen Gerinnungsdiagnostik einschließlich der Thrombozytenfunktionsdiagnostik durchgeführt.

Im Jahr 1997 veranlasste der Klinikumsvorstand eine eingehende Analyse der Wirtschaftlichkeit der verschiedenen, am Universitätsklinikum Erlangen betriebenen Laboratorien. Grundlage war eine ausführliche Leistungsdatenerhebung durch eine beauftragte externe Betriebsprüferin. Das Ergebnis der Analyse wurde im Juli 1997 in der Direktion vorgestellt. Am 20.11.1997 beschloss die Direktion des Universitätsklinikums Erlangen, auf der Basis der Empfehlungen aus dieser Laboranalyse Restrukturierungsmaßnahmen in der Labororganisation. Kerngedanke war die fachspezifische Zentralisierung diagnostischer Leistungen. Für die Transfusionsmedizinische und Hämostaseologische Abteilung ergab sich die wesentlichste Weiterentwicklung durch die Konzentrierung der hämostaseologischen Routine- und Spezialdiagnostik des Universitätsklinikums in ihren Räumen. Die Umsetzung der Laborreorganisation war am 01.05.1998 abgeschlossen.

Dr. Bernd Neidhardt

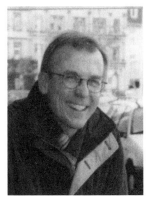

Abb. 22: Dr. Bernd Neidhardt

An dieser Stelle möchten wir an unseren langjährigen Oberarzt Hr. Dr. Bernd Neidhardt (1938 – 2005) erinnern, der an der Entwicklung der Abteilung und insbesondere an der Entwicklung und Stärkung ihres hämostaseologischen Profils prägend mitgewirkt hat. Herr Dr. Neidhardt wurde am 26. 12.1938 in Zwickau geboren. Von 1957 bis 1963 studierte er an den Universitäten Greifswald, Leipzig und Erlangen Medizin. Von 1963 bis 1970 arbeitete er zunächst als Medizinalassistent, dann als wissenschaftlicher Assistent am Pathologisch-Anatomischen Institut der Universität Erlangen-Nürnberg. 1970 wechselte er an die Medizinische Klinik. 1974 erwarb er die Anerkennung als Internist durch die Bayerische Landesärztekammer München, 1979 die Genehmigung zum Führen der Teilgebietsbezeichnung Hämatologie.

Von Juli 1979 bis zu seinem Ausscheiden aus dem aktiven Dienst Ende März 2002 war er dann in der Transfusionsmedizinischen und Hämostaseologischen Abteilung des Universitätsklinikums Erlangen tätig. Hier übernahm er 1986 die Aufgabe des Kontrolleiters gemäß § 19 AMG. 1984 erwarb er die Zusatzbezeichnung Transfusionsmedizin und 1994 die Anerkennung als Facharzt für Transfusionsmedizin durch die Bayerische Landesärztekammer München.

Herr Dr. Neidhardt bekleidete über zwei Jahrzehnte die Funktion eines Oberarztes der Transfusionsmedizinischen und Hämostaseologischen Abteilung, zunächst unter deren erstem Leiter Professor Schricker, seit 1992 unter der Leitung von Professor Eckstein. Insbesondere als kenntnisreicher und klinisch erfahrener Hämostaseologe erwarb er sich einen weit über das Universitätsklinikum Erlangen hinausreichenden Ruf. Sein Publikationsverzeichnis weist 78 Originalarbeiten und Buchbeiträge sowie zahlreiche Vorträge und Poster mit und ohne Abstracts aus allen Feldern der Transfusionsmedizin und Hämostaseologie auf. Es war immer eine Freude und ganz oft eine Bereicherung, mit Herrn Dr. Neidhardt zusammenzuarbeiten, auf Grund seiner langjährigen Erfahrung und ganz besonders seiner profunden Kenntnisse der Blutgerinnung. Viel mehr aber noch war die Zusammenarbeit menschlich zutiefst ansprechend und bereichernd. Als vorbildlicher Kliniker widmete Herr Dr. Neidhardt seinen unermüdlichen, von tiefer Menschlichkeit geprägten Einsatz über Jahrzehnte hinweg stets dem Wohl der Patienten. Nach schwerer Krankheit verstarb er am 27. März 2005. Die Mitarbeiter der Transfusionsmedizinischen und Hämostaseologischen Abteilung werden ihm stets ein ehrendes Andenken bewahren.

Aufbau der Stammzellbank

Im Jahr 1998 wurde in der Transfusionsmedizinischen und Hämostaseologischen Abteilung eine Plazentarestblutbank eingerichtet. Den Anstoß zu dieser wichtigen Weiterentwicklung gab der damalige Ärztliche Direktor des Universitätsklinikums Erlangen und Direktor der Kinder- und Jugendklinik, Professor Klemens Stehr. Sein Ziel war die Einlagerung und Verfügbarmachung von Stammzellkonzentraten aus Plazentarestblut als weitere Stammzellquelle neben Blutstammzellpräparationen und Knochenmark zur allogenen Transplantation von Kindern und Jugendlichen in seiner Klinik. Der Aufbau der Erlanger Plazentarestblutbank erfolgte parallel zum Aufbau der Wilhelm-Sander-Behandlungseinheit für Kinder mit Leukämieerkrankungen in der Kinder- und Jugendklinik selbst. Diese wiederum ist vor dem Hintergrund der führenden Rolle der Erlanger Universitätskinderklinik in der pädiatrischen Hämatologie und Onkologie zu sehen. Nachdem im Jahr 1984 erstmals in Erlangen ein Kind mit allogenem Knochenmark transplantiert worden war, kam es hier 1987 zur

überhaupt erstmals weltweit erfolgten Transplantation peripherer Blutstamm-
zellen bei einem Kind.[1] Für das Universitätsklinikum Erlangen hatten daher von
Anfang an sowohl die neue Wilhelm-Sander-Therapieeinheit zum Ausbau der
Blutstammzell-Transplantation bei Kindern und Jugendlichen, die Medizin im
High-End-Bereich in einem kindgerechten Umfeld ermöglicht, als auch der
Aufbau einer allogenen Bank von Stammzellen aus Nabelschnurblut, die si-
cherstellt, daß ohne Zeitverlust mit der Behandlung der Tumorerkrankung begonnen werden kann, Modellcharakter. Beide waren und sind von überregio-
naler Bedeutung in der Bayerischen Hochschulmedizin.

Um eine rasche Fertigstellung zu ermöglichen, wählte man 1998 den Weg des
Um- und Ausbaus von Containern, die sich bereits im Besitz des Klinikums
befanden. So entstand innerhalb eines Jahres ein moderner Bau mit Laborflä-
chen, Stickstofflager und vor allem mit einem allen modernen Ansprüchen
genügendes Reinraum-GMP-Labor auf dem Areal der Universitätshautklinik an
der Hartmannstraße in Erlangen.

Der nächste Schritt des Ausbaus der Stammzellbank bestand in der Erar-
beitung von arzneimittelrechtlichen Zulassungsunterlagen mit Gutachten und
Qualitätsdaten zur Zulassung nicht-gerichteter allogener Stammzellkonzentrate
aus allogenem, für die Allgemeinheit gespendetem Plazentarestblut, die der
Transfusionsmedizinischen und Hämostaseologischen Abteilung des Universitätsklinikums Erlangen im Jahr 2004 als dritter Einrichtung im Bundesgebiet
vom PEI erteilt wurde.

Von da an erfolgte ein zunehmend rascher weiterer Ausbau der Stammzellbank. Als äußerst nutzbringend hat sich die seit 2004 bestehende Kooperation
mit der Firma eticur) im Innovations- und Gründerzentrum Biotech (IZB) in
Martinsried bei München erwiesen, einem der führenden Biotechnologie-
Cluster in Europa. Die Firma eticur) kooperiert mit dem Universitätsklinikum
Erlangen bei der Einlagerung von Stammzellzubereitungen aus Plazentarestblut,
wobei einerseits Eltern die autologe Einlagerung für das eigene Kind kosten-
pflichtig vornehmen lassen können, andererseits aber auch die Möglichkeit zur
Spende für die Allgemeinheit angeboten bekommen. Die Firma eticur) über-
nimmt dabei die Logistik einschließlich der arzneimittelrechtlichen Anbindung
geburtshilflicher Kliniken und Einrichtungen in ganz Deutschland, während die
Präparateaufbereitung und die Stammzelleinlagerung in Erlangen stattfinden.
Inzwischen sind auf diese Weise über 530 Einrichtungen für die Stammzelleinlagerung in der Transfusionsmedizinischen und Hämostaseologischen Abteilung des Universitätsklinikums Erlangen zugänglich. Wie die Entwicklung
zeigt, fördern sich dabei die autologe und die allogene Einlagerungsmöglichkeit

---

1 Rascher W, Wittern-Sterzel R. Geschichte der Universitäts-Kinderklinik Erlangen. V&R
  unipress, Göttingen 2005

gegenseitig. Gleichzeitig wächst ein ganz neues, hochinnovatives Projekt auf dem Feld des Bio-Engineering mit hervorragenden Forschungsmöglichkeiten, das bereits ausgiebig interdisziplinär genutzt wird.

Wegen der rasch steigenden Einlagerungszahlen hat der Klinikumsvorstand im März 2010 eine Erweiterung und Aufstockung der Stammzellbank beschlossen. Die Einlagerung allogener Stammzellen aus Plazentarestblut wird vom Freistaat Bayern finanziell unterstützt. Aus der anfänglichen Kooperation mit der Kinderklinik als reine Plazentarestblutbank hat sich damit zwischenzeitlich eine interdisziplinär mit vielen Kliniken und Instituten zusammenarbeitend allgemeine Stammzellbank entwickelt, die in ihrer jetzigen und künftigen Form in der Bayerischen Hochschullandschaft einmalig und ein Alleinstellungsmerkmal des Universitätsklinikums Erlangen ist.

Kapitel 7: Die Transfusionsmedizinische und Hämostaseologische Abteilung im Jahr 2010

Allgemeine Darstellung der Abteilung

Die Transfusionsmedizinische und Hämostaseologische Abteilung, so benannt durch die Mitteilung des Bayerischen Staatsministeriums für Wissenschaft, Forschung und Kunst vom 13.07.2005, ist eine selbstständige Abteilung in der Chirurgischen Klinik des Universitätsklinikums Erlangen. Professor Eckstein, der Abteilungsleiter, wurde am 1.9.1992 zum Extraordinarius für Transfusionsmedizin und Hämostaseologie berufen. Der Leiter der Abteilung hat die volle Weiterbildungsermächtigung zum Facharzt für Transfusionsmedizin sowie für die Zusatzbezeichnung Hämostaseologie und ist Facharztprüfer und Fachgutachter der Bayerischen Landesärztekammer. Er ist ferner vom Klinikumsvorstand benannter Transfusionsverantwortlicher des Klinikums und leitet als solcher die Transfusionsmedizinische Kommission.

Die Abteilung ist Hersteller von Arzneimitteln aus Blut im Sinne von §4 Abs. 2 des Arzneimittelgesetzes (AMG). Die Herstellungserlaubnis wurde von der zuständigen Aufsichtsbehörde, der Zentralen Arzneimittelüberwachung Bayern (ZAB), erteilt. Für Fertigarzneimittel, die in der Abteilung hergestellt werden, wurden Zulassungen durch die zuständige Bundesbehörde, das Paul-Ehrlich-Institut (PEI) in Langen, erteilt.

Die Abteilung versorgt das Klinikum mit immunhämatologischen, hämostaseologischen und hämatologischen Leistungen, wobei die wissenschaftlichen Mitarbeiter klinisch-konsiliarisch tätig sind. Außerdem betreibt die Abteilung Depots für Blutkomponenten und Gerinnungsfaktorenkonzentrate. Seit 1998 besteht die Plazentarestblutbank, die zwischenzeitlich zu einer allgemeinen Stammzellbank ausgebaut wurde. Am 28.10.2004 wurden von der Abteilung hergestellte Stammzellen aus Plazentarestblut vom Paul-Ehrlich-Institut in Langen als Fertigarzneimittel zugelassen. Genehmigungen nach § 21a AMG für weitere autologe und allogene Stammzellkonzentrate sind beantragt.

Blutspende

Die Blutspende befindet sich in einer vom Klinikum angemieteten Fläche im Anwesen Schillerstraße 8 in Erlangen. In diesem Bereich werden Vollblutspenden, Plasmaspenden und Thrombozytapheresekonzentrate, Monozytenkonzentrate und Blutstammzellkonzentrate entnommen, überwiegend als allogene Spenden, zum Teil aber auch autolog. Auch die Eigenblutspende und die Gewinnung neuartiger autologer Blutkomponenten, zum Beispiel von Serum-Augentropfen, finden hier statt. Insbesondere bei Monozyten- und Stammzellapheresen kommen auch schwerkranke Patienten aller Altersstufen aus der Pädiatrie, der Dermatologie und der Hämatologie zur Separation. Aderlasstherapie bei Patienten mit Hämochromatose und Polyzythämia vera sowie zytoreduktive Leukapheresen bei Leukämiepatienten finden ebenfalls statt. Im Rahmen der EU-weiten Bemühungen um Plasmaselbstversorgung gewinnt die Abteilung so genanntes Sourceplasma, das zur Herstellung von Plasmaderivaten und Faktorenkonzentraten an die Firma CSL Behring abgegeben wird.

Gerinnungsambulanz

In der Gerinnungsambulanz der Abteilung werden pro Jahr mehrere Tausend erwachsene Patienten betreut. Die Schwerpunkte liegen auf der Diagnostik angeborener hämorrhagischer Diathesen und auf der Feststellung angeborener und erworbener Risikofaktoren für Thrombosen, Embolien und Abortneigungen. Die Abteilung ist bei der Deutschen Hämophiliegesellschaft gelistetes Behandlungszentrum und zertifiziertes Zentrum zur Schulung von Patienten im Gerinnungsselbstmanagement. Therapeutisch finden ambulante Substitutionstherapien, Versorgung mit Faktorenkonzentraten zur Heimselbstbehandlung und die konsiliarische Organisation perioperativer Gerinnungstherapien statt. Diagnostische Besonderheiten sind der Minirintest, die Multimerenanalyse des von-Willebrand-Syndroms und die gesamte Palette moderner Thrombozytenfunktionsdiagnostik.

Laborbereiche

Immunhämatologischer Laborbereich

Die blutgruppenserologischen Laboratorien und das Blutdepot des Klinikums werden in der Transfusionsmedizinischen und Hämostaseologischen Abteilung geführt. Die Abteilung versorgt alle Patienten des Klinikums mit Blutbestandteilkonserven und Gerinnungsfaktorenkonzentraten sowie dem Gesamtspektrum der immunhämatologischen Diagnostik. Therapeutisch wird das Universitätsklinikum Erlangen mit über 20.000 homologen Erythrozytenkonzentraten, 15.000 homologen gefrorenen Frischplasmen und mit 5.000 Thrombozytapheresekonzentraten versorgt. Der diagnostische Umfang der blutgruppenserologischen Laboratorien umfasst etwa 50.000 Kreuzproben und 11.500 Blutgruppenbestimmungen pro Jahr. Dabei entfallen durchschnittlich etwa zwei Kreuzproben auf ein abgegebenes Erythrozytenkonzentrat. Über die Jahre wurde die Wirtschaftlichkeit durch konsequente Automatisierung stetig gesteigert. Die Testung der Blutspender und Blutspenden mittels Infektionsserologie und Nukleinsäureamplifikationsverfahren gemäß § 5 Abs. 3 TFG zählt ebenfalls zu den Aufgaben dieses Laborbereiches. Die wissenschaftlichen Mitarbeiter sind hinsichtlich immunhämatologischer Fragestellungen klinisch-konsiliarisch tätig. Detaillierte schriftliche Arbeitsanweisungen für den Bereich des blutgruppenserologischen Laboratorien und des Blutdepots sind Bestandteil des beschriebenen QM-Systems. Ihre Inhalte werden umgesetzt, dies wird bei internen und externen Audits regelmäßig überprüft.

Hämatologisches und Hämostaseologisches Labor

2006 erfolgte die erfolgreiche Akkreditierung der hämostaseologischen Laboratorien nach DIN EN ISO 15189 bei der Deutsches Akkreditierungssystem Prüfwesen GmbH (DAP) mit der Verfahrensnummer DAP-ML-3831.00. Im Jahr 2007 wurde diese Akkreditierung auf das hämatologische Labor erweitert.

Die Abteilung versorgt die Patienten aller Kliniken und Abteilungen des Universitätsklinikums mit hämostaseologischer Spezial- und Routinediagnostik, wobei über 400.000 Gerinnungsanalysen pro Jahr durchgeführt werden. Als Beispiele für spezielle Untersuchungen im hämostaseologischen Labor sind die Analyse der von-Willebrand-Multimere, die Rotationsthrombelastometrie (ROTEM) und die Thrombozytenfunktionstestung zu nennen. Die wissenschaftlichen Mitarbeiter sind auch hierbei klinisch-konsiliarisch tätig. Das hämatologische und hämostaseologische Labor der Abteilung steht als Dienstleister des Universitätsklinikums Erlangen für die Analyse von zellulären Blutbildern und Gerinnungsanalysen im 24-Stunden-Betrieb auch an Wochenend- und Feiertagen zur Verfügung.

Stammzellbank

In der Transfusionsmedizinischen und Hämostaseologischen Abteilung des Universitätsklinikums Erlangen wurde im Jahr 1998 eine Stammzellbank mit Reinraum-GMP-Laboratorien aufgebaut, die schon im Kapitel 6 ausführlich beschrieben wurde. Die Abteilung ist eine der drei ersten Einrichtungen in Deutschland, denen das Paul-Ehrlich-Institut (PEI) die Zulassung für die Herstellung von Stammzellpräparaten aus für die Allgemeinheit gespendetem Nabelschnurblut erteilt hat. Des Weiteren erfolgt in der Stammzellbank die Bearbeitung und Lagerung von Stammzellzubereitungen aus Blut, Platentarestblut und ggf. aus Knochenmark in Zusammenarbeit mit der Medizinischen Klinik 5, der Kinder- und Jugendklinik und der Frauenklinik. Zusammen mit seinem Kooperationspartner, der Firma eticur) in Martinsried bei München, bietet das Universitätsklinikum Erlangen sowohl die Spende des Nabelschnurblutes für die Allgemeinheit als auch die Einlagerung für das Kind selbst bundesweit an. Vor kurzem konnten wir die 530. Klinik in unser Netzwerk aufnehmen. Damit nimmt Erlangen bundesweit eine Spitzenstellung ein.

Qualitätssicherung und -management

Die Transfusionsmedizinische und Hämostaseologische Abteilung betreibt ein Qualitätsmanagementsystem (QM-System), das insbesondere auf den gesetzlichen Vorgaben des Arzneimittelgesetzes (AMG), des Transfusionsgesetzes (TFG) und der Arzneimittel- und Wirkstoffherstellungsverordnung (AMWHV) basiert. Als solches wird das QM-System regelmäßig von der zuständigen Aufsichtsbehörde auditiert. Darüber hinaus wurde das QM-System nach intensiver Vorbereitung auf alle Bereiche der Abteilung ausgedehnt und erstmals im März 2000 nach der Norm DIN EN ISO 9001 zertifiziert, inzwischen mehrfach, zuletzt nach der neueren Norm DIN EN ISO 9001:2000 rezertifiziert (Registriernummer QM-1862633).

Das Leitziel der Transfusionsmedizinischen und Hämostaseologischen Abteilung orientiert sich unmittelbar am § 1 des Transfusionsgesetzes (TFG). Es lautet:

»Diagnostik und Therapie in der klinischen Transfusionsmedizin und Hämostaseologie: Sichere und gesicherte Versorgung der Patienten des Klinikums mit Blutkomponenten und Plasmaderivaten.«

Im Jahr 2002 wurde das HLA-Labor in der Stammzellbank der Abteilung nach einem Akkreditierungsaudit erfolgreich bei der European Foundation for Immunogenetics (EFI) akkreditiert. Diese Akkreditierung diente der im Jahr 2004 erfolgten Zulassung von Stammzellkonzentraten aus Plazentarestblut durch das Paul-Ehrlich-Institut, Langen. Im Jahr 2005 fand die Reakkreditierung nach Inspektion durch zwei EFI-Vertreter statt. Auch in diesem akkreditierten Laborbereich erfolgt eine regelmäßige Auditierung durch zugelassene Inspektoren der EFI.

Lehre

Die Abteilung bietet Vorlesungen über die Physiologie der Gerinnung, die Klinik von Gerinnungsstörungen, die Grundlagen der Immunhämatologie und die Indikationen und Risiken der Blutkomponenten im Rahmen der Vorlesung Laboratoriumsdiagnostik (Hauptfach 13 des zweiten Abschnitts der Approbationsordnung für Ärzte von 2002) an. Außerdem ist die Transfusionsmedizin fester Bestandteil des Blockpraktikums Chirurgie, das in Kleingruppen von durchschnittlich 4 Studenten durchgeführt wird. Entsprechend dem Vorlesungsverzeichnis werden weitere Vorlesungen, Kurse und Praktika für Studenten angeboten, wobei die Blutgruppendiagnostik und der Bedside-Test inhaltliche Schwerpunkte darstellen. In einer regelmäßigen hämostaseologischen Fallkonferenz werden klinisch interessante Gerinnungsfälle interdisziplinär diskutiert. Zusammen mit der Abteilung für Transfusionsmedizin, Zelltherapeutika und Hämostaseologie an der Klinik für Anästhesiologie der Ludwig-Maximilians-Universität München wurde 2008 das Kompetenznetzwerk Hämostaseologie gegründet und seither zweimal im Jahr ein Treffen der Gerinnungsexperten organisiert, um regelmäßig Erfahrungen in der klinischen Hämostaeologie auszutauschen. Gemeinsam mit dem Institut für Klinische Biochemie und Pathobiochemie und Zentrallabor des Klinikums der Julius-Maximilians Universität Würzburg und den Anästhesiologischen Kliniken der Universitätsklinika Erlangen und Würzburg wird in Pommersfelden zweimal jährlich eine hämostaseologische Fortbildungsveranstaltung durchgeführt, die den Erfahrungsaustausch zwischen Gerinnungsexperten und interessierten Kollegen aus der Klinik und der Niederlassung für den nordbayerischen Raum ermöglicht.

Zusätzlich werden regelmäßige Fortbildungsveranstaltungen im Auftrag der Bayerischen Landesärztekammer für die Qualifizierung von Ärzten als Transfusionsverantwortliche und Transfusionsbeauftragte durchgeführt. Ebenso unterrichten Mitarbeiter der Abteilung regelmäßig an der staatlichen Berufsfachschule für technische Assistenten in der Medizin (MTA-Schule) in Erlangen und an der Akademie für Gesundheits- und Pflegeberufe im Universitätsklinikum Erlangen.

Forschung

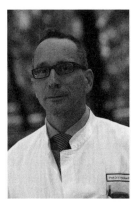

Abb.23: Prof. Volker Weisbach

Gewinnung hämatopoietischer Progenitorzellen aus Blut und Plazentarestblut

Hämatopoietische Progenitor- und Stammzellen finden sich im Knochenmark und zirkulieren im Blut. Eine weitere, sehr interessante Quelle hämatopoieti- scher Progenitorzellen ist Plazentarestblut. Die Gewinnung und Konservierung dieser Zellen ist die Voraussetzung für neue aggressive Therapieansätze bei verschiedenen malignen Erkrankungen. Durch die Infusion von Konzentraten dieser Zellen nach Hochdosischemo- und -radiotherapie wird die Restitution der Hämatopoese ermöglicht. Forschungsschwerpunkt der Abteilung für Transfusionsmedizin und Hämostaseologie ist die Gewinnung hämatopoieti- scher Vorläuferzellen im Kindesalter. Die Projektgruppe bearbeitet die Anpas- sung von Zellseparatorverfahren an spezielle klinische Probleme der Gewin- nung hämatopoietischer Vorläuferzellen im Kindesalter, die sich durch das ge- ringe Blutvolumen ergeben. Die Durchflusszytometrie wird als wesentliches Verfahren zur Qualitätskontrolle von Konzentraten hämatopoietischer Vor- läuferzellen untersucht. Seit Errichtung einer Plazentarestblutbank bestehen hervorragende Kooperationsmöglichkeiten mit der Kinderklinik und der Frauenklinik für Forschungen an Vorläuferzellen aus Nabelschnurblut. (Pro- jektleiter: Prof. Dr. V. Weisbach, Priv.-Doz. Dr. Jürgen Zingsem)

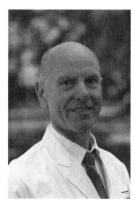

Abb. 24: Priv.-Doz. Dr. Jürgen Zingsem

Apheresetechniken zur Gewinnung und Charakterisierung extrem leukozytenarmer Thrombozytapheresekonzentrate:

Die Gewinnung von mit Thrombozyten angereichertem Plasma mit Hilfe von Zellseparatoren, die große Volumina von Spenderblut prozessieren, ist zu einem Standardverfahren geworden. Die resultierenden Thrombozytapheresekonzentrate enthielten bei den klassischen Separationsverfahren allerdings erhebliche Mengen kontaminierender Leukozyten. Die Transfusion dieser Leukozyten im Rahmen der Thrombozytentransfusion ist für eine Reihe unerwünschter transfusionsassoziierter Nebenwirkungen verantwortlich. Forschungsschwerpunkt der Abteilung für Transfusionsmedizin und Hämostaseologie ist deshalb die Gewinnung extrem leukozytenarmer Thrombozytapheresekonzentrate durch Apheresetechniken, die eine zusätzliche Filtration der Präparate überflüssig machen. Die Projektgruppe bearbeitet die Verbesserung von Zellseparationsverfahren zur Thrombozytengewinnung und von Verfahren zur Qualitätskontrolle von Thrombozytapheresekonzentraten. Daneben wird auch der Einfluss der Blutbeutel und der Volumina der Thrombozytenkonzentrate auf den Verlauf der Präparatequalität während der Lagerung untersucht. (Projektleiter: Priv.-Doz. Dr. Jürgen Ringwald, Priv.-Doz. Dr. Jürgen Zingsem)

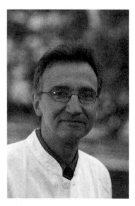

Abb. 25: Priv.-Doz. Dr. Jürgen Ringwald

Herstellung von Thrombozytapheresehochkonzentraten (sog. »dry platelets«) und Lagerung in additiven Lösungen

Die Herstellung von Thrombozytenkonzentraten in additiven Lösungen ist in den letzten Jahren verstärkt in den Mittelpunkt des wissenschaftlichen Interesse gelangt. Dies geschah vor dem Hintergrund der möglichen Pathogeninaktivierung zellulärer Blutprodukte, zu deren optimaler Wirkung der Plasmaanteil in einem Präparat auf ein notwendiges Minimum reduziert werden muss. Weiterhin soll das eingesparte Plasma anderen Verwendungszwecken (z. B. Fraktionierungsplasma) zugeführt werden, um die Versorgungslage zu verbessern. Von klinischer Seite ist zu erwarten, dass durch die Reduktion des Plasmaanteils in Thrombozytapheresekonzentraten die Rate an Nebenwirkungen (z. B. allergische Transfusionsreaktionen) reduziert werden kann. Voraussetzung für die Herstellung von Thrombozytenapheresekonzentrate in additiven Lösungen ist die Gewinnung sog. »dry platelets« (Thrombozytenapheresekonzentrate mit einer Plättchenkonzentration von $> 3000 \times 10^3$ pro µl). Seit dem Jahr 2001 wurden hierzu mit dem Separator TRIMA der Fa. CaridianBCT mehrere Untersuchungen zur Herstellung dieser Thrombozytapheresehochkonzentrate durchgeführt. Ebenso wurden verschiedene additive Lösungen (PAS II, PAS III, PAS III M) bzgl. der In-vitro-Qualitätsparameter der hergestellten Thrombozytapheresekonzentrate miteinander und mit den Standardpräparaten in Plasma verglichen. (Projektleiter: Priv.-Doz. Dr. Jürgen Ringwald)

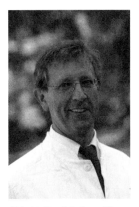

Abb.26: Prof. Robert Zimmermann

Qualitätsgesicherte Thrombozytentransfusion; Wachstumsfaktoren aus
Thrombozyten zur Wundheilung und Angiogenese

Qualitätssicherungsverfahren sind in der Hämotherapie inzwischen fest gesetz-
lich verankert. Sie betreffen sowohl die Herstellung von Blutprodukten als auch
deren Anwendung. Die Abteilung für Transfusionsmedizin und Hämostaseologie
nimmt durch ihre Arbeiten auf diesem Feld inzwischen eine führende Rolle ein.
Zu den Forschungsschwerpunkten zählen Qualitätssicherungsaspekte der Indikationsstellung und Anwendung von Thrombozyten und die Charakterisierung
neuer Thrombozytenzubereitungen. Thrombozyten enthalten Wachstumsfaktoren, die die Wundheilung, die Angiogenese und möglicherweise die Kno-
chenheilung fördern. Hierdurch kommt es vermutlich zeitgleich mit ablaufender
Gerinnung bereits zum Start von Wundheilungsprozessen. Eine mögliche klinische Anwendung ist die Entwicklung und Charakterisierung von lokal anwend-
baren Thrombozytenkonzentraten als Quelle von Wachstumsfaktoren für die
Wundheilung und Knochenregeneration. Hier besteht eine enge Zusammenarbeit mit der Mund-, Kiefer- und Gesichtschirurgischen Klinik. Des weiteren ist
auch das Phänomen der Freisetzung dieser Wachstumsfaktoren in das Plasma bei
der Anwendung von Verfahren mit extrakorporalen Kreisläufen zu beachten.
(Projektleiter: Prof. Dr. Robert Zimmermann)

Präoperative Eigenblutspende

Die präoperative Eigenblutspende vor elektiven operativen Eingriffen hat in den
letzten Jahren durch das kontinuierlich abnehmende Risiko der Infektions-
übertragung durch homologe Blutprodukte an Stellenwert verloren, ist aber, da

ein Null–Risiko diesbezüglich nicht zu erwarten ist, weiterhin unverzichtbar. Gegen das Risiko der Fremdbluttransfusion ist das nicht unerhebliche Risiko der Eigenblutentnahme für den Patienten abzuwägen. Wenn jedoch die Indikation zur präoperativen Eigenblutspende gestellt wird, dann muss diese für den Patienten so effektiv als irgend möglich gestaltet werden. Die erythropoietische Antwort nach wiederholter präoperativer Eigenblutspende zeigt eine erhebliche interindividuelle Variabilität. Forschungsschwerpunkt der Abteilung für Transfusionsmedizin und Hämostaseologie ist deshalb die Suche nach Erklärungsansätzen für diese Variabilität und Untersuchung von Möglichkeiten, die Erythropoiese positiv zu beeinflussen. (Projektleiter: Prof. Dr. Volker Weisbach)

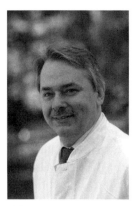

Abb. 27: Priv.-Doz. Dr. Erwin Strasser

Gewinnung von Monozyten zur Generierung dendritischer Zellen

Im Blut zirkulierende Monozyten sind die Vorläufer ortsständiger dendritischer Zellen, die als antigenpräsentierende Zellen eine Schlüsselrolle in der Funktion des Immunsystems spielen. Die Gewinnung und Kultivierung dieser Zellen ist die Voraussetzung für innovative Therapieansätze bei malignen Erkrankungen. Die Projektgruppe bearbeitet in Zusammenarbeit mit der Dermatologischen Klinik die Anpassung von Zellseparationsverfahren an die speziellen klinischen und experimentellen Probleme der Gewinnung dieser Zellen. Vergleichende Untersuchungen verschiedener Zellseparationssysteme widmen sich den Teilaspekten der Sammeleffizienz, des Zellgehalts und der Reinheit der Konzentrate mononukleärer Zellen. (Projektleiter: Priv.-Doz. Dr. Erwin Strasser)

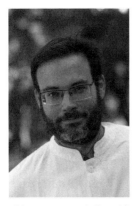

Abb. 28: Dr. Dominik Weiß

Diagnostik des von-Willebrand-Syndroms

Im Mittelpunkt der Studien steht nach Etablierung die methodische Weiterentwicklung der Multimerenanalyse zur Untersuchung der Feinstruktur des von-Willebrand-Faktors. Diese Feindiagnostik des von-Willebrand-Faktors ermöglicht die Subtypisierung des von-Willebrand-Syndroms, die auch für eine optimale Therapie entscheidend sein kann. Das Projekt beschäftigt sich mit Fragen der Analytik, der methodischen Verbesserung der komplexen Gelelektrophoreseverfahren zur Multimerenauftrennung und –quantifizierung und ihrer klinischen Anwendung. (Projektleiter: Dr. Dominik Weiss)

Kliniknahe Forschung zur hämotherapeutischen Versorgung

Weitere Forschungsfelder der Transfusionsmedizinischen und Hämostaseologischen Abteilung sind die Untersuchung erythrozytärer Alloantikörper (Prof. Dr. Volker Weisbach), die Charakterisierung von Faktoren, die die Qualität gelagerter Erythrozytenkonzentrate beeinflussen (Prof. Dr. Volker Weisbach, Prof. Dr. Robert Zimmermann), und komplexe hämostaseologische Störungen in der klinischen Patientenversorgung (Priv.-Doz. Dr. Jürgen Ringwald, Priv.-Doz. Dr. Erwin Strasser).

Kliniknahe Forschung zu hämostaseologischen Fragestellungen

Weitere Forschungsfelder der Transfusionsmedizinischen und Hämostaseologischen Abteilung sind Thrombophilie, Reisethrombose und Hämostasestörungen mit resultierender Blutungsneigung. Ein Studienprojekt zur Reisethrombose (»traveller's thrombosis – a state of practice in Germany«) wurde 2003 mit einer Förderung der ISTM (International society for travel medicine) ausgezeichnet (Priv.-Doz. Dr. Jürgen Ringwald). Weitere aktuelle Studienprojekte widmen sich der Präanalytik bei Fibrinolysetests, der Gerinnungsanalytik bei systemischem Lupus erythematodes, den Problemen oral antikoagulierter Patienten auf Reisen (Internationale Multicenterstudie in Deutschland, Österreich und der Schweiz), der Thrombozytenfunktionstestung und weiteren aktuellen hämostaseologischen Themen (Priv.-Doz. Dr. Jürgen Ringwald, Priv.-Doz. Dr. Erwin Strasser, et al.).

Kapitel 8: Perspektiven der Transfusionsmedizin und Hämostaseologie im 21. Jahrhundert

Das Fach Transfusionsmedizin ist im Vergleich zu den großen Fächern Chirurgie und Innere Medizin, aber auch im Vergleich zu anderen Fächern eine relativ junge Disziplin. Die eigentliche Entwicklung des Fachs begann in Deutschland erst unmittelbar nach dem zweiten Weltkrieg. Örtlich ging sie fast überall von den vor oder im Krieg entstandenen Blutspendernachweisen aus, klinisch und wissenschaftlich wurde sie anfangs ganz von den Weiterentwicklungen in der Serologie und der Konservengewinnung und -lagerung getragen. Andererseits verlief die Herausbildung des Fachs Transfusionsmedizin der rasanten Aufspaltung der großen Fächer parallel. Oftmals bedingte das eine das andere, ist doch die Entwicklung vieler operativer, aber auch vieler konservativer Methoden undenkbar ohne die Verfügbarkeit von Blutprodukten zur Supportivtherapie, während andererseits der Blutbedarf durch ebendiese Methodenentwicklung ausgeweitet wurde.

Gleiches gilt für die Hämostaseologie, die mit der Transfusionsmedizin seit jeher engste Verknüpfungen hat, ist doch die Behandlung hämorrhagischer Diathesen erst durch die Bereitstellung von Blutkomponenten und gerinnungsaktiven Plasmaderivaten möglich geworden, während andererseits die vernünftige Therapiesteuerung stets die hämostaseologische Labordiagnostik zur Voraussetzung hatte. Transfusionsmedizin und Hämostaseologie sind insofern ganz selbstverständlich auf äußerste Interdisziplinarität angelegte Fächer.

Gleichzeitig gibt es auch künftig viel zu tun. Die Wirkung zu freigebig verabreichter Blutkomponenten oder Plasmaderivate ist keineswegs immer positiv. Vielmehr zeigen auch jüngste Forschungsergebnisse, dass zurückhaltende Indikationsstellung angebracht ist. Beispielsweise ist zweifelsfrei bewiesen, dass perioperative Anämisierung bei gleichzeitigem Vorliegen einer koronaren Herzkrankheit quoad vitam extrem gefährlich ist. Dagegen bleibt die Korrektur der Anämie bei genau diesen Patienten im Ergebnis unbefriedigend. Hier liegt noch ein weites Feld für transfusionsmedizinische Forschung mit dem Ziel der weiteren Verbesserung der Qualität von Blutkonserven und der Verringerung oder Vermeidung des so genannten Konservenlagerungsschadens. Angesichts einer beständig alternden Bevölkerung ist dies von eminenter klinischer Bedeutung.

In der Hämostaseologie bricht gerade eine Ära an, die von der Verfügbarkeit zahlreicher neuer Medikamente charakterisiert sein wird, die zum Teil ganz neuen Wirkstoffklassen angehören. Beispielsweise kommen neue Antikoagulantien auf den Markt, die einerseits große Verbesserungen gerade in der Langzeittherapie erhoffen lassen, während sie andererseits die derzeit verfügbaren Labormethoden extrem stark, unvorhersehbar und wohl auch nicht dosisabhängig beeinflussen.

Vor dem Hintergrund des bisher Gesagten kann kein Zweifel bestehen, dass sowohl im Gebiet Transfusionsmedizin als auch auf dem Feld der Hämostaseologie eine Menge neuer Herausforderungen bestehen, die klinisch extrem bedeutsam sind und der intensiven Weiterentwicklung der transfusionsmedizinischen und hämostaseologischen Diagnostik und Therapie bedürfen.

Das Tissue Engineering bzw. die Gewebekonstruktion (auch Gewebezüchtung) beruht darauf, lebende Zellen eines Organismus als dreidimensionales Konstrukt zu kultivieren. Diese können dann in meist denselben Organismus implantiert werden und so eine Gewebefunktion erhalten oder wiederherstellen. Daher ist das Tissue Engineering eine der zentralen Technologien für die Regenerative Medizin.

Ausgangspunkt des Tissue Engineering, der Gewebezüchtung, ja aller zentralen Technologien für die hochinnovative regenerative Medizin sind Zellen humanen Ursprungs. Es ist eine der Langzeitfolgen des Auftretens von HIV und der Infektion von Patienten durch Plasmaderivate und Blutkomponenten, dass künftig alle Methoden, bei denen Zellen humanen Ursprungs eingesetzt werden, einer immer stringenteren arzneimittelrechtlichen Überwachung unterliegen werden. Die untrennbar zum Fach gehörende arzneimittelrechtliche Expertise und die gewachsene Interdisziplinarität des Fachs weisen der Transfusionsmedizin eine wichtige Rolle in diesem innovativen interdisziplinären Medizingebiet zu.

Die Geschichte der Transfusionsmedizinischen und Hämostaseologischen Abteilung am Universitätsklinikum Erlangen hat eine in dieser Form in der Bayerischen Hochschulmedizin einzigartige Einrichtung mit Transfusionsmedizin, klinischer Hämostaseologie und Stammzellbank hervorgebracht. Sie ist für das Universitätsklinikum Erlangen und den Medizinstandort Medical Valley Erlangen ein wichtiges Alleinstellungsmerkmal. Diese Grundlage gilt es zu erhalten und weiter auszubauen.

Anhang: Veröffentlichungsliste 1992 bis 2009

Originalarbeiten

1. Beyer J, Grabbe J, Strohscheer I, Weisbach V, Eckstein R, Huhn D, Siegert W: Cutaneous toxicity of high dose chemotherapy with carboplatin, etoposide and ifosfamide. In : Adam D (ed): Recent Advances in Chemotherapy, Futuramed Verlag, München, 1992: 2600 – 2601.
2. Beyer J, Grabbe J, Lenz K, Weisbach V, Strohscheer I, Huhn D, Siegert W: Cutaneous toxicity of high-dose Carboplatin, etoposide and ifosfamide followed by autologous stem cell reinfusion. Bone Marrow Transplant 1992; 10: 491 – 494.
3. Eckstein R: Epidemiologie und Laboratoriumsdiagnostik von Infektionen durch Bakterien, Protozoen und Würmer. In: Hellstern P, Maurer C (Hrsg): Neue Entwicklungen in der Transfusionsmedizin. Springer Verlag, Berlin Heidelberg, 1992; 149 – 164.
4. Eckstein R, Weisbach V: Qualitätskontrollen bei Eigenblutkonserven. In: Mempel W, Heim MU, Schwarzfischer G (Hrsg): Aktueller Stand der Eigenbluttransfusion. Sympomed Verlag, München, 1992: 57 – 62
5. Eckstein R, Emmler J, Fellmer F, Zeiler T, Zimmermann R, Zingsem J, Heuft HG, Kirgis A, Weisbach V: Erythropoese und Eisenstoffwechsel bei der Eigenblutspende. Infusionsther 1992; 19: 56 – 58.
6. Eckstein R, Fellmer F, Emmler J, Zeiler T, Zimmermann R, Zingsem J, Heuft HG, Weisbach V: Eigenblutspende und Erythropoese. Beitr Infusionsther Basel, Karger, 1992; 30: 272 – 277.
7. Eckstein R, Strohscheer I, Beyer J, Lenz K, Wittmann G, Zingsem J, Weisbach V, Huhn D, Mempel W: Versuche zur Entwicklung eines standardisierten Testsystems immunologischer Reaktivität. Beitr Infusionsther Basel, Karger, 1992; 30: 332 – 337.
8. Durner M, Janz D, Zingsem J, Greenberg DA: Possible association of juvenile myoclonic epilepsy with HLA-Drw6. Epilepsia 1992; 33: 814 – 816.
9. Heuft HG, Weisbach V, Zeiler T, Zimmermann R, Zingsem J, Eckstein R: Anti-M nach Transfusion als Hinweis auf eine genetische Variante am MN-Locus. Beitr Infusionsther Basel, Karger, 1992; 30: 391 – 394.
10. Schricker KT, Neidhardt B, Schricker E: Zur Frage der Antithrombin III-Substitution bei erworbenem Antithrombin III-Mangel. In: Hellstern P, Maurer C (Hrsg): Neue

Entwicklungen in der Transfusionsmedizin. Springer-Verlag Berlin Heidelberg, 1992.

11. Schwerdtfeger R, Schmid H, Zingsem J, Beck J, Bender-Götze C, Dopfer R, Peters H, Hentze G, Siegert W: High-dose VP-16 (HD VP-16) and fractionated total body irradiation (F-TBI) followed by autologous bone marrow transplantation (ABMT) in children with relapsed or high-risk acute lymphoblastic leukemia (ALL). In: Hiddemann W, Büchner T, Plunkett W, Keating M, Wörmann B, Andreeff M (eds): Acute Leukemias, Springer-Verlag Berlin Heidelberg, 1992; 34: 568–571.

12. Schwella N, Zingsem J, Eckstein R: Effective derosetting of mononuclear cells isolated bei immunomagnetic beads. Infusionsther 1992; 19, 149–150.

13. Weisbach V, Emmler J, Zeiler T, Zimmermann R, Zingsem J, Hardel M, Kirgis A, Fellmer F, Eckstein R: Hb-Verlauf orthopädischer Eigenblutpatienten. Beitr Infusionsther Basel, Karger, 1992; 30: 283–286.

14. Weisbach V, Riess H, Gindi M, Serke S, Zeiler T, Riewald M, Zingsem J, Eckstein R: Der Einfluß leukozytendepletierender Polyesterfilter auf Thrombozytapheresekonzentrate. Beitr Infusionsther Basel, Karger, 1992; 30: 170–173.

15. Weisbach V, Beyer J, Zingsem J, Bokemeier C, Schmoll H.J, Eckstein R, Huhn D, Siegert W: High dose chemotherapy with autologous stem cell rescue in patients with disseminated germ cell tumors. In: Adam D(ed): Recent Advances in Chemotherapy, Futuramed Verlag, München, 1992: S. 2836–2837.

16. Weisbach V, Riess H, Gindi N, Zeiler T, Riewald M, Zingsem J, Eckstein R: Veränderungen an Thrombozytapheresekonzentraten durch Leukozytendepletion mit Polyesterfiltern. Infusionsther 1992; 19: 146–148.

17. Weisbach V, Zingsem J, Zeiler T, Heuft H.G, Baurmann H, Eckstein R: Platelet transfusion in patients with bone marrow aplasia. In: Hiddemann W, Büchner T, Plunkett W, Keating M, Wörmann B, Andreeff M (eds): Acute Leukemias, Springer-Verlag Berlin Heidelberg, 1992; 34: 501–502.

18. Wittmann G, Mempel W, Heim MU, Eckstein R: Starke und schwache Histokompatibilitätsantigene und Immunantwort. Beitr Infusionsther Basel, Karger, 1992; 30: 338–340.

19. Zeiler T, Zingsem J, Weisbach V, Zimmermann R, Heuft HG, Neuhaus P, Eckstein R: Erworbene autoimmunhämolytische Anämie nach Lebertransplantation durch »Auto«-Anti-A und »Auto«-Anti-P_1. Beitr Infusionsther Basel, Karger, 1992; 30: 363–366.

20. Zimmermann R, König V, Bauditz J, Zeiler T, Zingsem J, Heuft HG, Hopf U, Huhn D, Eckstein R: Untersuchung eines Berliner Blutspenderstammes auf Antikörper gegen Hepatitis-C-Virus im Anti-HCV-Test und auf zirkulierende HCV-RNA mittels Polymerase-Ketten-Reaktion. Beitr Infusionsther Basel, Karger, 1992; 30: 38–41.

21. Zimmermann R, Zeiler T, Zingsem J, Weisbach V, Müller C, Huhn D, Eckstein R: Nachuntersuchung von Blutspendern mit unklaren Reaktionen im Anti-HIV 1/2-EIA oder isoliertem Nachweis von Antikörpern gegen HIV-1-Core-Antigene (Anti-P24). Beitr Infusionsther Basel, Karger, 1992; 30: 82–84.

22. Zingsem J, Zeiler T, Weisbach V, Stahlhut K, Zimmermann R, Serke S, Siegert W, Eckstein R: Immunomagnetic removal of malignant cells from human bone marrow prior to autologous bone marrow transplantation. In: Hiddemann W, Büchner T,

Plunkett W, Keating M, Wörmann B, Andreef M (eds): Acute Leukemias, Springer-Verlag Berlin Heidelberg, 1992; 34: 563–567.

23. Zingsem J, Zeiler T, Weisbach V, Zimmermann R, Mitschulat H, Heuft HG, Siegert W, Eckstein R: PBSC-collection in patients using the FRESENIUS-AS 104 Leucollect-protocol. Intern J Cell Cloning 1992; 10, Suppl 1: 85–87.

24. Zingsem J, Zeiler T, Zimmermann R, Weisbach V, Mitschulat H, Siegert W, Eckstein R: Bone marrow processing with the Fresenius AS 104: Initial results. J Hematother 1992; 1: 273–278.

25. Zingsem J, Stahlhut K, Serke S, Zeiler T, Weisbach V, Zimmermann R, Siegert W, Eckstein R: Bone Marrow Purging prior to Autologous Transplantation. Infusionsther 1992; 19: 288–290.

26. Böck M, Glaser A, Pfosser A, Schleuning M, Heim MU, Mempel W. Storage of single donor platelet concentrates: metabolic and functional changes. Transfusion 1993; 33: 311–315.

27. Eckstein R: Qualitätskriterien bei der präoperativen Eigenblutentnahme aus der Sicht des Transfusionsmediziners. Infusionsther Transfusionsmed 1993; 20, Suppl 2: 38–40.

28. Eckstein R, Weisbach V: Eigenblutentnahme und Eisenstoffwechsel. In Mempel W, Heim MU, Schwarzfischer G (Hrsg): Eigenbluttransfusion-eine aktuelle Übersicht. Sympomed Verlag, München, 1993: S. 8–14.

29. Eckstein R: Einbindung des niedergelassenen Arztes in die Vorbereitungen zur Eigenbluttransfusion. Geburtsh Frauenheilk 1993; 53: 436–437.

30. Eckstein R, Gürtler J, Schwella N, Zeiler T, Weisbach V, Zingsem J: Experiments on enrichment of peripheral blood progenitor cells in an electric field. Transfus Sci 1993; 14: 71–73.

31. Glaser A, Böck M, Rüschemeyer G, Salat C, Heim MU, Hiller E, Mempel W: Lagerung von Thrombozytenkonzentraten: Qualitätskontrolle durch in-vitro-Blutungstest. Infusionsther Transfusionsmed 1993; 20:14–16.

32. Hehlmann R, Heimpel H, Hasford J, Kolb HJ, Pralle H, Hossfeld DK, Queißer W, Löffler H, Heinze B, Georgii A, Wussow P, Bartram M, Grießhammer M, Bergmann L, Essers U, Falge C, Hochhaus A, Queißer U, Sick C, Meyer P, Schmitz N, Verpoort K, Eimermacher H, Walther F, Westerhausen M, Kleeberg UR, Heilein H, Käbisch A, Barz C, Zimmermann R, Meuret G, Tichelli A, Berdel WE, Kanz L, Anger B, Tigges FJ, Schmid L, Brockhaus W, Zankovich R, Schläfer U, Weißenfels I,Mainzer K, Tobler A, Perker M, Hohnloser J, Messener D, Thiele J, Buhr T, Ansari H. and the German CML Study Group: Randomizid comparison of busulfan and hydroxyurea in chronic myelogenous leukemia: Prolongation of survival by hydroxyurea. Blood 1993; 82: 398–407.

33. Hehlmann R, Heimpel H, Kolb H.J, Heinze B, Hochhaus A, Grießhammer M, Pralle H, Queißer WPD, Essers U, Falge C, Bergmann L, Queißer U, Meyer P, Schmitz N, Wickramanayake P.D, Walter F, Westerhausen M, Kleeberg UR, Heilein A, Käbisch A, Heiss F, Zimmermann R, Meuret G, Tichelli A, Berdel WE, Tigges F.J, Eimermacher H, Schmid L, Zankovich R, Thiele J, Löffler H, von Wussow P, Buhr T, Georgii A, Hossfeld DK, Ansari H, Hasford J, and the German CML Study Group : The German

CML study, comparison of busulfan vp hydroxyurea vp interferon alpha and establishment of prognostic score 1. Leukemia Lymphoma 1993; 11, Suppl 1: 159–168.

34. Henon P.R, Wunder E.W, Zingsem J, Lepers M, Siegert W, Eckstein R: Collection of peripheral blood stem cells-apheresis monitoring and procedure. In: Wunder EW, Henon PR (eds): Peripheral blood stem cell autografts. Springer Verlag, Berlin Heidelberg, 1993: pp 185–193.

35. Heuft H.G, Zeiler T, Zingsem J, Eckstein R: Sporadic occurence of Diego A antigens and antibodies in Berlin. Infusionsther Transfusionsmed 1993; 20: 23–25.

36. Kretschmer V, Biehl M, Coffee C, Eckstein R, Kiprov D, Menichella G, Mitschulat H, Moog R, Neumann HJ, Pusinelli T, Valbonesi M, Weisswange T, Wiebecke D, Zingsem J: New features of the Fresenius blood cell separator AS 14. In: Agishi T et al (eds), 1993: Therapeutic plasmapheresis (XII), 851–855.

37. Kretschmer V, Stangel W, Eckstein R: Transfusionsmedizin 1992/93. Beiträge zur Infusiontherapie Vol 31 Karger Verlag, Basel, 230 S (1993)

38. Müller N, Ackenheil M, Hofschuster E, Mempel W, Eckstein R: Cellular immunity, HLA-class I antigens, and family history of psychiatric disorder in endogenous psychoses. Psychiat res 1993; 48: 201–217.

39. Müller N, Hofschuster E, Ackenheil M, Eckstein R: T-cells and psychopatholgy in schizophrenia: relationship to the outcome of neuroleptic therapy. Acta Psychiat Scand 1993; 87: 66–71.

40. Müller N, Hofschuster E, Ackenheil M, Mempel W, Eckstein R: Investigations of the cellular immunity during depression and the free interval: evidence for an immune activation in affective psychosis. Progr Neuro-Psychopharmacol and Biol Psychiat 1993; 17: 713–730.

41. Schmid H, Henze G, Schwerdtfeger R, Baumgarten E, Besserer A, Scheffler A, Serke S, Zingsem J, Siegert W: Fractionated total body irradiation and high-dose VP-16 with purged autologous marrow rescue for children with high risk relapsed acute lymphoblastic leukemia. Bone Marrow Transplant 1993; 12: 597–602.

42. Serke S, Zingsem J, Zimmermann R, Huhn D, Eckstein R: Optimierung der Leukozytapheresen zur Gewinnung zirkulierender hämopoetischer Stamm- und Vorläuferzellen durch Multiparameter-Durchflußzytometrie. Beitr Infusionsther Basel, Karger, 1993; 31: 124–129.

43. Todorow S, Schricker KT, Siebzehnruebl ER, Neidhardt B, Wildt L, Lang N: Von Willebrand factor: an endothelial marker to monitor in-vitro fertilization patients with ovarian hyperstimulation syndrome. Hum Reprod 1993; 8: 2039–2046.

44. Weisbach V, Eckstein R: Qualitätssicherung bei der präoperativen Eigenblutentnahme aus der Sicht des Transfusionsmediziners. Beitr Infusionsther Basel, Karger, 1993; 31: 186–192.

45. Weisbach V, Emmler J, Fellmer F, Zeiler T, Zimmermann R, Zingsem J, Heuft HG, Kirgis A, Eckstein R: Eigenblutspende und Erythropoese. Münch Med Wschr 1993; 135: 48–50.

46. Zeiler T, Weisbach V, Zingsem J, Zimmermann R, Eckstein R: Erste Erfahrungen im Routineeinsatz des Zellseparators AS-104 im Single-needle-Verfahren. Beitr Infusionsther Basel, Karger, 1993; 31: 100–103.

47. Zimmermann R, König V, Bauditz J, Hopf U: Interferon alfa in leukocytoclastic

vasculitis, mixed cryoglobulinemia, and chronic hepatitis C (letter). Lancet 1993; 341: 561–562.

48. Zingsem J, Zeiler T, Zimmermann R, Weisbach V, Mitschulat H, Schmid H, Beyer J, Siegert W, Eckstein R: Automated processing of human bone marrow grafts for transplantation. Vox Sang 1993; 65: 293–299.

49. Zingsem J, Zeiler T, Zimmermann R, Schwella N, Weisbach V, Siegert W, Eckstein R: Selective enrichment of hematopoietic progenitor cells from peripheral blood. Transfus Sci 1993; 14: 75–77.

50. Zingsem J, Serke S, Zeiler T, Zimmermann R, Schwella N, Weisbach V, Eckstein R: Mobilisierung von hämatopoetischen Vorläuferzellen im peripheren Blut durch die Leukapherese. Beitr Infusionsther Basel, Karger, 1993; 31: 111–117.

51. Blaszyk R, Mohr B, Zimmermann R, Schwella N, Huhn D: HLA-DPB1 typing by PCR-SSO reverse dot blot hybridization after group-specific amplification. Infusionsther Transfusionsmed 1994; 21: 401–404.

52. Eckstein R: Moderne Aspekte der Eigenbluttransfusion. Lab Med 1994; 18: 350–351.

53. Eckstein R, Weisbach V: Der kritische Hb-Wert aus klinischer Sicht. In: Mempel W, Heim MU, Schwarzfischer G, Mempel Ch (Hrsg): Eigenbluttransfusion. Sympomed-Verlag, München, 1994: S. 104–108.

54. Eckstein R: Buchbesprechung »Monoklonale Antikörper-Theorie und Praxis« (K.Fischer, H.H.Sonneborn), Biotest, Dreieich (Broschierte Diasammlung). Infusionsther Transfusionsmed 1994; 21: 348

55. The German RSA / IVIG Group (Zingsem J, Eckstein R, Mallmann P, Chronides A, Diekamp U, Domke N, Naumann C, Sarambe B, Blaszyk R, Große-Wilde H, Salem C, Fischer M, Holzberger G, Wiegratz I, Taubert H.D, Mueller-Eckhardt G, Polten B, Lattermann A, Melk A, Bötz A, Theiss H, Heine O, Künzel W, Gerhard I, Kohl C, Opelz G, Mettler L, Westphal E, Neppert J, Günther W, Bolte A, Pfeiffer R, Alexander H, Froster-Iskenius U, Oberheuser F, Bein G, Kirchner H, Westermann R, Deichert U): Intravenous immunoglobulin in the prevention of recurrent miscarriage. Brit J Obstet Gynaec 1994; 101: 1072–1077.

56. Hehlmann R, Heimpel H, Hasford J, Kolb HJ, Pralle H, Hossfeld DK, Queißer W, Löffler H, Hochhaus A, Heinze B, Georgii A, Bartram CR, Grießhammer M, Bergmann L, Essers U, Falge C, Queißer U, Meyer P, Schmitz N, Eimermacher H, Walther F, Fett W, Kleeberg UR, Käbisch A, Nerl C, Zimmermann R, Meuret G, Tichelli A, Kanz L, Tigges FJ, Schmid L, Brockhaus W, Tobler A, Reiter A, Perker M, Emmerich B, Verpoort K, Zankovich R, von Wussow P, Prümmer O, Thiele J, Buhr T, Carbonell F, Ansari H, and the German CML Study Group : Randomized comparison of interferon-á with busulfan and hydroxyurea in chronic myelogenous leukemia. Blood 1994; 84: 4064–4077.

57. Mueller-Eckhardt G, Mallmann P, Neppert J, Lattermann A, Melk A, Heine O, Pfeiffer R, Zingsem J, Domke N, Mohr-Pennert A (for the German RSA/IVIG study group) : Immunogenetic and serological investigations in nonpregnant and in pregnant women with a history of recurrent spontanous abortions. J Reprod Immunol 1994; 27: 95–109.

58. Neumann UP, Kaisers U, Langrehr JM, Müller AR, Blumhardt G, Bechstein WO, Lobeck H, Riess H, Zimmermann R, Neuhaus P: Fatal graft-versus-host-disease: a

grave complication after orthotopic liver transplantation. Transpl Proc 1994; 26: 3616–3617.

59. Schwella N, Zimmermann R, Heuft HG, Blasczyk R, Beyer J, Rick O, Kreißig K, Zingsem J, Eckstein R, Siegert W: Microbiologic contamination of peripheral blood progenitor cell autografts. Vox Sang 1994; 67: 32–35.

60. Siegert W, Beyer J, Strohscheer I, Baurmann H, Oettle H, Zingsem J, Zimmermann R, Bokemeyer C, Schmoll H.J, Huhn D: High-dose treatment with carboplatin, etoposide and ifosfamide followed by autologous stem-cell transplantation in relapsed or refractory germ cell cancer: A phase I/II study. J Clin Oncol 1994; 12: 1223–1231.

61. Strohscheer I, Beyer J, Lenz K, Zingsem J, Weisbach V, Huhn D, Eckstein R: Unterschiedliche Lymphozytenreaktivität im multivariaten Testsystem und Abhängigkeit vom HLA-System. Beitr Infusionsther Transfusionsmed, Basel, Karger, 1994: 32: 297–299.

62. Weisbach V, Zingsem J, Neidhardt B, Zeiler T, Eckstein R: Bedeutung der Eisenspeicher in der Eigenblutspende. In: Eigenbluttransfusion (Mempel W, Heim MU, Schwarzfischer G, Mempel Ch, Hrsg.) Sympomed-Verlag, München, 1994; S. 111–115.

63. Weisbach V, Riewald M, Zingsem J, Putzo A, Zimmermann R, Zeiler T, Riess H, Eckstein R: Relation between leucocyte depletion and storage. Beitr Infusionsther Transfusionsmed Basel, Karger, 1994; 32: 69–72.

64. Wilborn F, Schmidt CA, Zimmermann R, Brinkmann V, Neipel F, Siegert W: Detection of herpesvirus type 6 by polymerase chain reaction in blood donors: random tests and prospective longitudinal studies. Brit J Haemat 1994; 88: 187–192.

65. Wittmann G, Zimmermann R, Eckstein R: HLA und Transfusion. Infusionsther Transfusionsmed 1994; 21: 207–212.

66. Wittmann G, Zingsem J, Zeiler T, Zimmermann R, Eckstein R: Der Einfluß verschiedener Kaninchenkomplement-Chargen auf die HLA-Kasse-I-Antigenbestimmung im Lymphozytotoxizitätstest. Beitr Infusionsther Transfusionsmed Basel, Karger, 1994; 32: 300–302.

67. Wittmann G, Zingsem J, Weisbach V, Zimmermann R, Steinhagen-Thiessen E, Huhn D, Eckstein R: Verschiedene Cluster der Immunreaktivität im Alter und ihre Realation zu HLA-Antigenen und erythrozytären Antigenen. Beitr Infusionsther Transfusionsmed Basel, Karger, 1994; 32: 182–184.

68. Zeiler T, Riess H, Wittmann G, Hintz G, Zimmermann R, Müller C, Heuft HG, Huhn D: The effect of methylene blue phototreatment on plasma proteins and in vitro coagulation capability of single-donor fresh-frozen-plasma. Transfusion 1994; 34: 685–689.

69. Zeiler T, Kretschmer V, Sibrowski W, Barz D, Bock W, Brüster H, Budde U, Clasen C, Dörner D, Eckstein R, Eisenhart-Rothe B, Finger H, Finke E, Geisen HP, Gödecke A, Hanfland P, Hansen J, Heim MU, Heinrich D, Hellriegel HP, Horn B, Hutschenreuter, Kampf SC, Kämpfer D, Karl M, Kleesiek K, Kirchner H, Krüger J, Kuhls M, Kühnl P, Lawonn D, Lohrmann HP, Lutter K, Matern S, Matthes G, Mayer G, Mempel W, Müller N, Müller-Berghaus G, Müller-Eckhardt C, Neumann G, Neppert J, Northoff H, Petersen N, Pekker S, Peschke H, Poschmann A, Rabe A, Roelke D, Seifert H, Stangel W, Stark E, Storch H, Stute R, Sugg U, Susemihl S, Scherf H, Schröpel S, Schoop HJ, Schulz M, Schulz C, Schulzki T, Hellstern P, Thierbach V, Thöle A, Töpfer

G, Uhlig R, Ullrich H, Wallenstein FA, Wiebecke D, Wieding JU, Wild J, Wüst T, Zimmermann R, Zistl F: Eine retrospektive Untersuchung zur Praxis der »Look-back«-Verfahren, zur Inzidenz HIV-1/2-positiver Blutspender und zum Risiko der transfusionsassoziierten HIV-Infektion bei den staatlich-kommunalen Blutspendediensten in Deutschland. Infusionsther Transfusionsmed 1994; 21: 362–367.

70. Zeiler T, Wittmann G, Zingsem J, Weisbach V, Zimmermann R, Eckstein R: A dose of 100 IU intravenous anti-D gammaglobuline is effective for the prevention of RhD-immunisation after RhD-incompatible single donor platelet transfusion. Vox Sang 1994; 66: 243.

71. Zeiler T, Zingsem J, Weisbach V, Zimmermann R, Wittmann G, Eckstein R: 18 Monate Erfahrung mit einem neuen Single-needle-Zytapheresesystem (Fresenius AS 104 SN^R). Infusionsther Transfusionsmed 1994; 21: 91–95.

72. Zimmermann R, Wittmann G, Zingsem J, Zeiler T, Eckstein R: Identification of antibodies toward public class I HLA determinants in sensitized patients. Infusionsther Transfusionsmed 1994; 21: 327–332.

73. Zimmermann R, Schwella N, Weisbach V, Heuft HG, Eckstein R: Screening auf Marker für transfusionsassoziierte Infektionen bei autologen Blutspenden. Beitr Infusionsther Transfusionsmed Basel, Karger, 1994; 32: 488–491.

74. Zingsem J, Serke S, Weisbach V, Zimmermann R, Zeiler T, Schwella N, Kampe D, Kunhardt O, Eckstein R: Durchflußzytometrische Qualitätskontrolle bei der Stammzellseparation. Beitr Infusionsther Transfusionsmed Basel, Karger, 1994; 32: 405–407.

75. Zingsem J, Weisbach V, Zeiler T, Zimmermann R, Neidhardt B, Eckstein R: Are single needle protocols equivalent to dual needle protocols for plateletapheresis? Beitr Infusionsther Transfusionsmed Basel, Karger, 1994; 32: 328–333.

76. Zingsem J, Weisbach V, Zeiler T, Zimmermann R, Wittmann G, Eckstein R: Die MLC-Reaktivität zeigt die transfusionsinduzierte Immunsuppression an. Beitr Infusionsther Transfusionsmed Basel, Karger, 194; 32: 293–296.

77. Zingsem J, Weisbach V, Zimmermann R, Zeiler T, Mitschulat H, Beyer J, Schwerdtfeger R, Eckstein R: Automated bone marrow concentration using the Fresenius AS 104 blood cell separator. Beitr Infusionsther Transfusionsmed Basel, Karger, 1994; 32: 355–359.

78. Beyer J, Schwella N, Zingsem J, Strohscheer I, Schwaner I, Oettle H, Serke S, Huhn D, Siegert W: Hematopoietic rescue after high-dose chemotherapy using autologous peripheral-blood progenitor cells or bone marrow: A randomized comparison. J Clin Oncol 1995; 13: 1328–1235.

79. Böck M, Groh J, Glaser A, Storck K, Kratzer MAA, Heim MU: Quality control of Platelet concentrates by the Thrombostat 4000. Semin Thromb Hemost 1995; 21, Suppl 2: 91–95.

80. Schwella N, Siegert W, Beyer J, Rick O, Zingsem J, Eckstein R, Serke S, Huhn D: Autografting with blood progenitor cells: predictive value of preapheresis blood cell counts on progenitor cell harvest and correlation of the reinfused cell dose with hematopoietic reconstitution. Ann Hematol 1995; 71: 227–234.

81. Weisbach V, Zingsem J, Neidhardt B, Zimmermann R, Eckstein R: Anämisierung durch die präoperative Eigenblutspende-wie ist gegenzusteuern? In: Eigenblut-

transfusion heute (Hrsg. Mempel W) Hämatologie, Sympomed, 1995, Vol 4: pp 28 – 33.

82. Weisbach V, Lauer G, Zingsem J, Neidhardt B, Zimmermann R, Weseloh G, Eckstein R: Intensivierte präoperative Eigenblutspende bei einem Patienten mit mehreren erythrozytären Alloantikörpern und schwerer Hämophilie A. Infusionsther Transfusionsmed 1995; 22 (suppl): 150 – 152.

83. Eckstein R, Weisbach V: Mindestvoraussetzungen und Qualitätssicherung bei der präoperativen Eigenblutspende. In: Mempel W, Mempel M, Schwarzfischer G, Endres W (Hrsg): Eigenbluttransfusion aus heutiger Sicht. Hämatologie. München, Sympomed, 1996, vol 5: pp 155 – 166.

84. Weisbach V, Eckstein R: Der Eisenhaushalt bei der präoperativen Eigenblutspende. Infusionsther Transfusionsmed 1996; 23: 161 – 170.

85. Weisbach V, Lauer G, Zingsem J, Neidhardt B, Zimmermann R, Weseloh G, Eckstein R: Intensivierte präoperative Eigenblutspende bei einem Patienten mit mehreren erythrozytären Alloantikörpern und schwerer Hämophilie A. In: Mempel W, Mempel M, Schwarzfischer G, Endres W (Hrsg): Eigenbluttransfusion aus heutiger Sicht. Hämatologie. München, Sympomed, 1996, vol 5: pp 239 – 242.

86. Weisbach V, Eckstein R: Erythrozytäre Alloantikörper-Nachweis und klinische Bedeutung. MTA 1996; 11: 612 – 618.

87. Zimmermann R: Aktuelle Daten zur HIV- und Hepatitissicherheit verfügbarer Blutprodukte. Der Kassenarzt 1996; 20: 39 – 44.

88. Zimmermann R, Weisbach V, Wittmann G, Zingsem J, Neihardt B, Eckstein R: Erweiterte infektionsserologische Testung von Eigenblutspendern: Ein Erfahrungsbericht. Beitr Infusionsther Transfusionsmed. Basel, Karger, 1996; 33: 196 – 200.

89. Zimmermann R, Glaser A, Eckstein R: Hepatitis virus infections in spouses of blood donors (letter). Vox Sang 1996; 71: 189 – 190.

90. Zingsem J, Weisbach V, Zimmermann R, Greil J, Beck JD, Neidhardt B, Eckstein R: Stem cell separation in paediatric patients. Transfus Sci 1996; 17: 607 – 610.

91. Zingsem J, Kampe D, Kunhardt O, Weisbach V, Zimmermann R, Schwella N, Eckstein R: Möglichkeiten und Grenzen der Zellseparation bei der Gewinnung hämatopoetischer Progenitor- und Stammzellen. J Lab Med 1996; 20: 231 – 234.

92. Zingsem J, Weisbach V, Zimmermann R, Glaser A, Greil J, Beck JD, Neidhardt B, Eckstein B: Separation of peripheral blood derived stem cells in children. Bone Marrow Transplant 1996; 18 Suppl 1: S15 – 16.

93. Zingsem J, Weisbach V, Zimmermann R, Zeiler T, Serke S, Eckstein R: Gewinnung hämopoetischer Stammzellen. Clin Lab 1996; 42: 49 – 56.

94. Kissler S, Beinder E, Neidhardt B, Binder H, Breuel C, Lang N. Postpartale Nachblutung und APC-Resistenz-ein Fallbericht. Geburtsh Frauenheilk 1997; 57: 575 – 577.

95. Weisbach V, Eckstein R: Eisenhaushalt und präoperative Eigenblutspende. In: Mempel W, Mempel M, Endres W (Hrsg): Aktuelles zur Eigenbluttransfusion. Hämatologie. München, Sympomed, 1997, vol 6: pp 100 – 113.

96. Weisbach V, Putzo A, Zingsem J, Riewald M, Zimmermann R, Eckstein R, Riess H:

Leukocyte Depletion and Storage of Single-Donor Platelet Concentrates. Vox Sang 1997; 72: 20–25.

97. Weisbach V, Eckstein R: Die Bedeutung der Qualität von Vollblut und Erythrozytenkonzentraten für die Eigenbluttransfusion-Bemerkungen zur Arbeit von R. Karger und V. Kretschmer (Leserbrief). Anästhesist 1997; 46: 459–461.

98. Fournel JJ, Zingsem J, Riggert J, Muylle L, Müller N, Köhler M, Beaumont JL, Baeten M, Eckstein R, van Waeg G: A multicenter evaluation of the routine use of a new white cell-reduction apheresis system for collection of platelets. Transfusion 1997; 37: 487–492.

99. Zimmermann R, Büscher M, Linhardt C, Handtrack D, Zingsem J, Weisbach V, Eckstein R: A survey of blood component use in a German university hospital. Transfusion 1997; 37: 1075–1083.

100. Zimmermann R, Weisbach V, Zingsem J, Glaser A, Eckstein R: Concomitant alloanti-Jk^a in a patient with an IgA autoantibody (letter). Vox Sang 1997; 73: 259.

101. Zingsem J, Eckstein R: Preparation of Stem Cell Concentrates. Clin Lab 1997; 43: 452–458.

102. Zingsem J, Zimmermann R, Weisbach V, Glaser A, van Waeg G, Eckstein R: Comparison of COBE white cell-reduction and standard plateletpheresis protocols in the same donor. Transfusion 1997; 37: 1045–1049.

103. Eckstein R, Zimmermann R: Fortbildung für Fachärzte für Transfusionsmedizin. Clin Lab 1998; 44: 89–90.

104. Schwella N, Rick O, Heuft HG, Miksits K, Zimmermann R, Zingsem J, Eckstein R, Huhn D: Bacterial contamination of autologous bone marrow: reinfusion of culture-positive grafts does not result in clinical sequelae during the posttransplantation course. Vox Sang 1998; 74: 88–94.

105. Weisbach V, Eckstein R: Die Bedeutung der Qualität von Vollblut und Erythrozytenkonzentraten für die Eigenbluttransfusion-Erwiderung auf die Stellungnahme von A. Lorentz et al (Leserbrief). Anaesthesist 1998; 47: 72–73.

106. Zimmermann R, Handtrack D, Zingsem J, Weisbach V, Neidhardt B, Glaser A, Eckstein R: A survey of blood utilization in children and adolescents in a German university hospital. Transfus Med 1998; 8: 185–194.

107. Zingsem J, Glaser A, Weisbach V, Zimmermann R, Neidhardt B, van Waeg G, Eckstein R: Evaluation of a platelet apheresis technique for the preparation of leukocyte-reduced platelet concentrates. Vox Sang 1998; 74: 189–192.

108. Glaser A, Zingsem J, Zimmermann R, Weisbach V, Eckstein R: Collection of mononuclear cells with the Cobe Spectra for the generation of dendritic cells (letter). Transfusion 1999; 39: 661–662.

109. Glaser A, Zimmermann R, Zingsem J, Weisbach V, Neidhardt B, Eckstein R: Veränderung der Spenderausschlußrate bei der Gewinnung von Apheresespendern durch die Neufassung der »Richtlinien zur Blutgruppenbestimmung und Bluttransfusion (Hämotherapie)«. Infusionsther Transfusionsmed 1999; 26: 300–305.

110. Thurner B, Röder C, Dieckmann D, Heuer M, Kruse M, Glaser A, Keikavoussi P, Kämpgen E, Bender A, Schuler G: Generation of large numbers of fully mature and

stable dendritic cells from leukapheresis products for clinical application. J Immunol Methods 1999; 223: 1–15.

111. Weisbach V, Wanke C, Zingsem J, Zimmermann R, Eckstein R: Cytokine generation in whole blood, leukocyte depleted and temporarily warmed red blood cell concentrates. Vox Sang 1999; 76: 100–106.

112. Weisbach V, Skoda P, Rippel R, Lauer G, Glaser A, Zingsem J, Zimmermann R, Eckstein R: Oral or intravenous iron as adjuvant treatment for autologous blood donation in elective surgery: a randomized controlled study. Transfusion 1999; 39: 465–472.

113. Weisbach V, Friedlein H, Glaser A, Zingsem J, Zimmermann R, Eckstein R: The influence of automated plateletapheresis on systemic levels of hematopoietic growth factors. Transfusion 1999; 39: 889–894.

114. Weisbach V, Ziener A, Zimmermann R, Glaser A, Zingsem J, Eckstein R: Comparison of the performance of four different microtube column systems in the detection of red cell alloantibodies. Transfusion 1999; 39: 1045–1050.

115. Zimmermann R, Linhardt C, Weisbach V, Büscher M, Zingsem J, Eckstein R: An analysis of errors in blood component transfusion records with regard to quality improvement of data acquisiton and to the performance of lookback and traceback procedures. Transfusion 1999; 39: 351–356.

116. Zimmermann R, Wittmann G, Zingsem J, Blasczyk R, Weisbach V, Eckstein R: Antibodies toward private and public class I HLA epitopes in platelet recipients. Transfusion 1999; 39: 772–780.

117. Zimmermann R: Qualitätsmanagement in der Transfusionsmedizin-Auswirkungen des neuen Transfusionsgesetzes. In: Börchers K (Hrsg.) Qualitätsmanagement-eine interdisziplinäre Herausforderung. Tagungsband zum Kongress am 14. Oktober 1999, S. 21–22.

118. Eckstein R, Weisbach V. Perspektiven der autologen Transfusion aus transfusionsmedizinischer Sicht. Anästhesiol Intensivmed Notfallmed Schmerzther 2000; 35: 772–773.

119. Feuerstein B, Berger TG, Maczek C, Röder C, Schreiner D, Hirsch U, Haendle I, Leisgang W, Glaser A, Kuss O, Diepgen TL, Schuler G, Schuler-Thurner B. A method for the production of cryopreserved aliquots of antigen-preloaded, mature dendritic cells ready for clinical use. J Immunol Methods 2000; 245:15–29.

120. Jacobi KE, Wanke C, Jacobi A, Weisbach V, Hemmerling TM. Determination of eicosanoid and cytokine production in salvaged blood, stored red blood cell concentrates, and whole blood. J Clin Anesth 2000; 12: 94–99.

121. Jacobi K, Walther A, Lorler H, Neidhardt B . Plasma levels of eicosanoids after transfusion of intraoperatively salvaged blood. Vox Sang 2000; 78:31–36.

122. Rick O, Beyer J, Kingreen D, Kühl JS, Zingsem J, Huhn D, Siegert W, Schwella N. Successful autologous bone marrow rescue in patients who failed peripheral blood stem cell mobilization. Ann Hematol 2000; 79: 681–686.

123. Weisbach V, Hunold I, Zimmermann R, Lutter N, Parsch H, Zingsem J, Glaser A, Eckstein R. In vitro characteristics of red blood cell concentrates prepared from under- and overcollected units of whole blood and from a pediatric blood bag system. Transfus Med 2000; 10: 23–30.

124. Weisbach V, Eckstein R. Präoperative Eigenblutspende: Nettozuwachs an Erythrozytenmenge oder nur »Verschiebebahnhof«-unter Berücksichtigung des Eisenstatus. Anästhesiol Intensivmed Notfallmed Schmerzther 2000; 35: 650–652.

125. Zeiler T, Zingsem J, Moog R, Kretschmer V, Eckstein R, Müller N, and Eisenbeisz F. Periodic alternating interface positioning to lower WBC contamination of apheresis platelet concentrates: a multicenter evaluation Transfusion 2000; 40: 687–692.

126. Zeiler T, Wittmann G, Zimmermann R, Hintz G, Huhn D, Riess H. The effect of virus inactivation on coagulation factors in therapeutic plasma [letter]. Br J Haematol 2000; 111: 986–987.

127. Glaser A, Schuler-Thurner B, Feuerstein B, Zingsem J, Zimmermann R, Weisbach V, Eckstein R. Collection of MNCs with two cell separators for adoptive immunotherapy in patients with stage IV melanoma. Transfusion 2001; 41: 117–122.

128. Glaser A, Friedlein H, Zingsem J, Zimmermann R, Weisbach V, Ruf A, Eckstein R. Storage of single donor platelet concentrates: paired comparison of storage as single or double concentrates. J Clin Apheresis 2001; 16: 148–154.

129. Heckmann JG, Tomandl B, Erbguth F, Neidhardt B, Zingsem J, Neundorfer B. Cerebral vein thrombosis and prothrombin gene (G20210 A) mutation. Clin Neurol Neurosurg 2001; 103: 191–193.

130. Kissler S, Neidhardt B, Siebzehnrubl E, Schmitt H, Tschaikowsky K, Wildt L. The detrimental role of colloidal volume substitutes in severe ovarian hyperstimulation syndrome: a case report. Eur J Obstet Gynecol Reprod Biol 2001; 99:131–134.

131. Schmitt HJ, Becke K, Neidhardt B. Epidural anesthesia for cesarian delivery in a patient with polycythemia rubra vera and preeclampsia. Anesth Analg 2001; 92: 1535–1537.

132. Weisbach V, Corbi re C, Strasser E, Zingsem J, Zimmermann R, Eckstein R. The variability of compensatory erythropoiesis in repeated autologous blood donation. Transfusion 2001; 41:179–183.

133. Zimmermann R, Schmidt S, Zingsem J, Glaser A, Weisbach V, Ruf A, Eckstein R: Effect of gamma radiation on the in-vitro aggregability of WBC-reduced apheresis platelets. Transfusion 2001; 41: 236–242.

134. Zimmermann R, Jakubietz R, Jakubietz M, Strasser E, Schlegel A, Wiltfang J, Eckstein R. Different preparation methods to obtain platelet components as a source of growth factors for local application. Transfusion 2001; 41: 1217–1224.

135. Zingsem J, Glaser A, Zimmermann R, Weisbach V, Kalb R, Ruf A, Eckstein R. Paired comparison of apheresis platelet function after storage in two containers. J Clin Apheresis 2001; 16:10–14.

136. Zingsem J, Zimmermann R, Weisbach V, Glaser A, Bunkens H, Eckstein R. Comparison of a new WBC-reduction system and the standard plateletpheresis protocol in the same donors. Transfusion 2001; 41: 396–400.

137. Bender A, Eckstein R, Strasser E. Problematik des Umgangs mit noch nicht gesicherten HIV-Befunden bei Blutspendern-eine juristische Bewertung. PharmaRecht 2002, Jahrgang 24, Heft 10, S. 341–347

138. Berger TG, Feuerstein B, Strasser E, Hirsch U, Schreiner D, Schuler G, Schuler-

Thurner B. Large-scale generation of mature monocyte-derived dendritic cells for clinical application in cell factories. J Immunol Methods 2002; 268: 131–140.

139. Heckmann JG, Lang CJ, Dietrich W, Neidhardt B, Neundörfer B. Symptomatic migraine linked to stroke due to paradoxical embolism and elevated thrombosis risk. Cephalalgia 2002; 22: 154–156.

140. Wiltfang J, Schlegel KA, Zimmermann R, Merten HA, Kloss FR, Neukam FW, Schultze-Mosgau S. Beurteilung der Knochenreparation nach kombinierter Anwendung von Platelet-rich-plasma und Knochenersatzmaterialien im Rahmen der Sinusbodenelevation. Deutsche Zahnärztliche Zeitschrift 2002; 57: 38–42.

141. Wiltfang J, Kloss FR, Kessler P, Zimmermann R, Schultze-Mosgau S, Neukam FW, Schlegel KA. Tierexperimentelle Studie zum Einsatz von Knochenersatzmaterialien und thrombozytenreichem Plasma in klinisch relevanten Defekten. Deutsche Zahnärztliche Zeitschrift 2002; 57: 307–311.

142. Zimmermann R, Bender A, Eckstein R. Rechtliche Rahmenbedingungen der autologen Hämotherapie-Teil 1. Bayerisches Ärzteblatt 6/2002: 300–303.

143. Zimmermann R, Bender A, Eckstein R. Rechtliche Rahmenbedingungen der autologen Hämotherapie-Teil 2. Bayerisches Ärzteblatt 7/2002: 356–358.

144. Zingsem J, Weisbach V, Zimmermann R, Glaser A, Bunkens H, Eckstein R. Preparation of fresh frozen plasma as a by-product of plateletapheresis. Transfusion 2002; 42: 81–86.

145. Gulliksson H, AuBuchon JP, Cardigan R, Van Der Meer PF, Murphy S, Prowse C, Richter E, Ringwald J, Smacchia C, Slichter S, De Wildt-Eggen J; The Biomedical Excellence for Safer Transfusion Working Party of the International Society of Blood Transfusion. Storage of platelets in additive solutions: a multicentre study of the in vitro effects of potassium and magnesium. Vox Sang 2003; 85: 199–205.

146. Moog R, Zeiler T, Heuft HG, Stephan B, Fischer EG, Kretschmer V, Rodel-Spieker R, Strasser E, Zingsem J. Collection of WBC-reduced single-donor PLT concentrates with a new blood cell separator: results of a multicenter study. Transfusion 2003; 43: 1107–1114.

147. Ringwald J, Zingsem J, Zimmermann R, Strasser E, Antoon M, Eckstein R. First comparison of productivity and citrate donor load between the Trima (R) version 4 (dual-stage filler) and the Trima Accel (R) (single-stage filler) in the same donors. Vox Sang 2003; 85: 267–275.

148. Schlembach D, Beinder E, Zingsem J, Wunsiedler U, Beckmann MW, Thorsten Fischer T. Association of maternal and/or fetal factor V Leiden and G20210 A prothrombin mutation with HELLP syndrome and intrauterine growth restriction. Clin Sci 2003; 105:279–285.

149. Stachel DK, Leipold A, Krapf T, Knüfer V, Ringwald J, Strasser E, Zingsem J, Beck JD, Holter W. Successful Stem Cell Mobilization with Stem Cell Factor and Granulocyte Colony-Stimulating Factor in Patients with Solid Tumors Failing Conventional Mobilization with Chemotherapy and G-CSF. J Hematother Stem Cell Res 2003; 12:131–133.

150. Strasser EF, Berger TG, Weisbach V, Zimmermann R, Ringwald J, Schuler-Thurner B, Zingsem J and Eckstein R, Comparison of two apheresis systems for the collection of

CD14+ cells intended to be used in dendritic cell culture, Transfusion 2003; 43:1309–1316.

151. Wiltfang J, Schlegel KA, Schultze-Mosgau S, Nkenke E, Zimmermann R, Kessler P. Sinus floor augmentation with beta-tricalciumphosphate (beta-TCP): does platelet-rich plasma promote its osseous integration and degredation? Clin Oral Implants Res 2003; 14: 213–218.

152. Zimmermann R, Heidenreich D, Weisbach V, Zingsem J, Neidhardt B, Eckstein R. In vitro quality control of red blood cell concentrates outdated in clinical practice. Transfus Clin Biol 2003; 10: 275–283.

153. Zimmermann R, Arnold D, Strasser E, Ringwald J, Schlegel A, Wiltfang J, Eckstein R. Sample preparation technique and white cell content influence the detectable levels of growth factors in platelet concentrates. Vox Sang 2003; 85: 283–289.

154. Zimmermann R, Ringwald J, Eckstein R. Zu Roth WK: Bericht vom TSE-Meeting »Safety of blood components«, Frankfurt/M., 21. März 2003. Transfus Med Hemother 2003;30:189–193. [Letter to the editor mit Antwort des Autors]. Transfus Med Hemother 2003; 30: 284–286

155. Zingsem J, Strasser E, Weisbach V, Zimmermann R, Ringwald J, Goecke T, Beckmann MW, Eckstein R. Cord blood processing using an automated and functionally closed system. Transfusion 2003; 43: 806–813.

156. Beckman N, Sher G, Masse M, Richter E, Ringwald J, Rebulla P, van der Meer P, Justica B, Walker B, Rowe G; BEST Working Party of the ISBT. Review of the quality monitoring methods used by countries using or implementing universal leukoreduction. Transfus Med Rev 2004;18: 25–35.

157. Eckstein R, Müller N. Geschichte der Deutschen Gesellschaft für Transfusionsmedizin und Immunhämatologie (DGTI). Transfus Med Hemother 2004; 31(suppl 2): 4–10.

158. Heckmann JG, Stemper B, Ringwald J, Nixdorff U, Neundörfer B. Economy class stroke syndrome. Cerebrovasc Dis 2004;17: 88.

159. Müller N, Eckstein R, Klüter H, Northoff H. Forschung und Lehre in der Transfusionsmedizin. Transfus Med Hemother 2004; 31(suppl 2): 118–121.

160. Nkenke E, Weisbach V, Winckler E, Kessler P, Schultze-Mosgau S, Wiltfang J, Neukam FW. Morbidity of harvesting of bone grafts from the iliac crest for preprosthetic augmentation procedures: a prospective study. Int J Oral Maxillofac Surg, 2004;33:157–163.

161. Ringwald J, Eckstein R. Thrombophilie und ischiämischer Apoplex-was wissen wir heute? Nervenheilkunde 2004; 23: 392–399.

162. Schlegel KA, Donath K, Rupprecht S, Falk S, Zimmermann R, Felszeghy E, Wiltfang J. De novo bone formation using bovine collagen and platelet-rich plasma. Biomaterials 2004; 25: 5387–5393.

163. Strasser EF, Dittrich S, Weisbach V, Zimmermann R, Ringwald J, Achenbach S, Zingsem J, Eckstein R. Comparison of two MNC program settings on two apheresis devices intended to collect high yields of CD14+ and CD3+ cells. Transfusion 2004; 44: 1104–1111.

164. Weisbach V, Riego W, Strasser E, Zingsem J, Ringwald J, Zimmermann R, Eckstein R.

The in vitro quality of washed, prestorage leukocyte-depleted red blood cell concentrates. Vox Sang 2004; 87: 19 – 26.

165. Weisbach V, Eckstein R. Product quality in preoperative autologous blood donation-determinants of erythropoiesis. Transfus Med Hemother 2004; 31:228 – 231.

166. Weisbach V, Eckstein R. Blood irradiation for intraoperative autotransfusion in cancer surgery-the view of transfusion medicine. Transfus Med Hemother 2004; 31:282 – 285.

167. Weisbach V, Eckstein R. Ergebnisqualität (i. S. der Produktwirkung) bei der präoperativen Eigenblutspende-Determinanten für die Erythrozytenregeneration. Anasthesiol Intensivmed Notfallmed Schmerzther 2004; 39:566 – 568.

168. Weisbach V, Eckstein R. Relevante Aspekte bei der Bestrahlung und Retransfusion von maschinell aufbereitetem Wund / Drainageblut -aus klinisch-transfusionsmedizinischer Sicht. Anasthesiol Intensivmed Notfallmed Schmerzther 2004; 39:682 – 684.

169. Wiebecke D, Eckstein R, Kühnl P. Per aspera ad astra: Der lange Weg zum Facharzt für Transfusionsmedizin. Transfus Med Hemother 2004; 31(suppl 2): 95 – 98.

170. Wiltfang J, Kloss FR, Kessler P, Nkenke E, Schultze-Mosgau S, Zimmermann R, Schlegel KA. Effects of platelet-rich plasma on bone healing in combination with autogenous bone and bone substitutes in critical-size defects. Clin Oral Implants Res 2004; 15: 187 – 193.

171. Zimmermann R, Eckstein R. Die Indikation zur Erythrozytentransfusion-neue Aspekte zu einer lange bewährten medizinischen Maßnahme. Med Welt 2004; 55: 49 – 53.

172. Zingsem J, Moog R. Preparative haemapheresis and donor safety. Editorial. Transfus Med Hemother 2004;31: 5 – 6.

173. Berger TG, Strasser E, Smith R, Carste C, Schuler-Thurner B, Kaempgen E, Schuler G. Efficient elutriation of monocytes within a closed system (Elutra™) for clinical scale generation of dendritic cells. J Immunol Methods 2005; 298: 61 – 72.

174. Koch HM, Bolt HM, Preuss R, Eckstein R, Weisbach V, Angerer J. Intravenous exposure to di(2-ethylhexyl)phthalate (DEHP): metabolites of DEHP in urine after a voluntary platelet donation. Arch Toxicol 2005; 79:689 – 693.

175. Koch HM, Angerer J, Drexler H, Eckstein R, Weisbach V. Di(2-ethylhexyl)phthalate (DEHP) exposure of voluntary plasma and platelet donors. Int J Hyg Envir Heal 2005; 208: 489 – 498.

176. Nkenke E, Kessler P, Wiltfang J, Neukam FW, Weisbach V. Hemoglobin Value Reduction and Necessity of Transfusion in Bimaxillary Orthognathic Surgery. J Oral Maxillofac Surg 2005;63:623 – 628.

177. Ringwald J, Mertz I, Zimmermann R, Weisbach V, Strasser E, Achenbach S, Seyboth S, Richter E, Eckstein R. HBV vaccination of blood donors-what costs are to expect ? Transfus Med 2005; 15: 83 – 92.

178. Ringwald J, Walz S, Zimmermann R, Zingsem J, Strasser E, Weisbach V, Eckstein R. Hyperconcentrated platelets stored in additive solution-aspects on productivity and in vitro quality. Vox Sang 2005; 89: 11 – 18.

179. Strasser E, Zimmermann R, Weisbach V, Ringwald J, Zingsem J, Eckstein R. Mo-

nonuclear cell variability and recruitment in non-cytokine-stimulated donors after serial 10-liter leukapheresis procedures. Transfusion 2005; 45: 445 – 452.

180. Strasser E, Schuster M, Egler K, Bauer J, Weisbach V, Ringwald J, Zimmermann R, Zingsem J, Eckstein R. Frequently used plateletpheresis techniques result in variable target yields and platelet recruitment of donors. Transfusion 2005; 45: 788 – 797.

181. Zimmermann R, Loew D, Weisbach V, Strasser E, Ringwald J, Zingsem J, Eckstein R. Plateletpheresis does not cause long-standing platelet-derived growth factor release into the donor blood. Transfusion 2005; 45: 414 – 419.

182. Zimmermann R, Zingsem J, Weisbach V, Eckstein R. ABO discrepancy by usurpation of identity (Letter). Transfusion 2005; 45: 454 – 455.

183. Zimmermann R, Koenig J, Zingsem J, Weisbach V, Strasser E, Ringwald J, Eckstein R. Effect of specimen anticoagulation on the measurement of circulating platelet-derived growth factors. Clin Chem 2005; 51: 2365 – 2368.

184. Heckmann JG, Stadter M, Reulbach U, Duetsch M, Nixdorff U, Ringwald J. Increased frequency of cardioembolism and patent foramen ovale in stroke patients with positive travel history suggesting Economy Class Stroke Syndrome (ECSS). Heart 2006; 92: 1265 – 1268.

185. Horn P, Zingsem J, Eckstein R, Blasczyk R. Novel HLA-DRB1*1370 allele identified in a cord blood donor and her mother. Tissue Antigens 2006;67:345 – 347.

186. Kessler P, Hegewald J, Adler W, Zimmermann R, Nkenke E, Neukam FW, Fenner M. Is there a need for autogenous blood donation in orthognathic surgery ? Plast Reconstr Surg 2006; 117: 571 – 576.

187. Klongnoi B, Rupprecht S, Kessler P, Zimmermann R, Thorwarth M, Pongsiri S, Neukam FW, Wiltfang J, Schlegel KA. Lack of beneficial effects of platelet-rich plasma on sinus augmentation using a fluorohydroxyapatite or autogenous bone: an explorative study. J Clin Periodontol 2006; 33: 500 – 509.

188. Koppert W , Frötsch K, Huzurudin N, Böswald W, Griessinger N, Weisbach V, Schmieder RE, Schüttler J. The effects of paracetamol and parecoxib on kidney function in elderly patients undergoing orthopedic surgery. Anesth Analg 2006; 103: 1170 – 1176.

189. Paulides M, Stoehr W, Bielack S, Juergens H, Koscielniak E, Klingebiel T, Zimmermann R, Stachel D, Langer T, Beck JD. Prospective evaluation of Hepatitis B, C and HIV infections as possible sequelae of antineoplastic treatment in paediatric sarcoma patients: a report from the Late Effects Surveillance System. Oncol Rep 2006; 15: 687 – 691.

190. Ringwald J, Althoff F, Zimmermann R, Strasser E, Weisbach V, Zingsem J, Eckstein R. Washing platelets with new additive solutions – aspects on the in vitro quality after 48 hours of storage. Transfusion 2006;46:236 – 243.

191. Ringwald J, Duerler T, Frankow O, Zimmermann R, Zingsem J, Strasser E, Antoon M, Eckstein R. Collection of hyperconcentrated platelets with Trima Accel. Vox Sang 2006;90:92 – 96.

192. Ringwald J, Zimmermann R, Strasser E, Weiss D, Eckstein R. Measuring the pH of platelet concentrates. Comment on: Transfusion 2005; 45: 773 – 8. (Letter). Transfusion 2006; 46: 870 – 871; author reply 871 – 872.

193. Ringwald J, Haager B, Krex D, Zimmermann R, Strasser E, Antoon M, de Schrijver E,

Eckstein R. Impact of different hold time prior to addition of platelet additive solution on the in-vitro quality of apheresis platelets. Transfusion 2006; 46: 942–948.

194. Ringwald J, Zimmermann R, Eckstein R. The new generation of platelet additive solution for storage at 22 °C: development and current experience. Transfus Med Rev 2006; 20: 158–164.

195. Ringwald J, Mertz I, Zimmermann R, Weisbach V, Rabe C, Strasser E, Seyboth S, Eckstein R. Hepatitis B vaccination status among healthy adults in Germany. Health Policy 2006; 79: 306–312.

196. Springer IN, Nocini PF, Schlegel KA, De Santis D, Park J, Warnke PH, Terheyden H, Zimmermann R, Chiarini L, Gardner K, Ferrari F, Wiltfang J. Two techniques for the preparation of cell-scaffold constructs suitable for sinus augmentation: steps into clinical application. Tissue Eng 2006; 12: 2649–2656.

197. Strasser E, Hendelmeier M, Weisbach V, Zimmermann R, Ringwald J, Juntke R, Sauer G, Eckstein R. CD14+ cell collection in non-cytokine-stimulated donors with the COM.TEC cell separator. Transfusion 2006; 46:66–73.

198. Strasser EF, Stachel DK, Schwarzkopf P, Ringwald J, Weisbach V, Zimmermann R, Zingsem J, Eckstein R. Platelet function in variable platelet split products intended for neonatal transfusion. Transfusion 2006; 46: 757–765.

199. Weisbach V, Koch HM, Angerer J, Eckstein R. Di(2-ethylhexyl)phthalate (DEHP) exposure of apheresis donors is procedure-related. (Letter) Transfusion 2006;46:1457–1458.

200. Weisbach V, Eckstein R. Zur Stellungnahme der Sektion Transplantation und Zelltherapie der DGTI (15. August 2005) zur Gewinnung und Langzeitlagerung von autologen und allogenen Stammzellpräparaten aus Nabelschnurblut: Indikationen und Grenzen (Letter). Transfus Med Hemother 2006; 33:106–107.

201. Weisbach V, Kohnhäuser T, Zimmermann R, Ringwald J, Strasser E, Zingsem J, Eckstein R. Comparison of the performance of microtube column and solid phase systems and the tube LISS additive indirect antiglobulin test in the detection of red cell alloantibodies. Transfus Med 2006;16: 276–284.

202. Weisbach V, Schnabel L, Zimmermann R, Zingsem J, Eckstein R. A pilot study of continous ambulatory monitoring of blood pressure in repeated preoperative autologous blood donation. Transfusion 2006; 46: 934–941.

203. Zimmermann R, Bender A, Eckstein R. Die Gesamtnovelle 2005 der Hämotherapie-Richtlinien; Teil 1: Bedeutung, Änderungen für Einrichtungsträger, Bestellung verantwortlicher Ärzte. Bayerisches Ärzteblatt 3/2006: 129–133.

204. Zimmermann R, Bender A, Eckstein R. Die Gesamtnovelle 2005 der Hämotherapie-Richtlinien; Teil 2: Aufgaben des transfundierenden Arztes, blutgruppenserologische Diagnostik. Bayerisches Ärzteblatt 4/2006: 198–200.

205. Matthes G, Moog R, Radtke H, Wiesneth M, Zingsem J. Durchführung präparativer Hämapheresen zur Gewinnung von Blutbestandteilkonzentraten – Empfehlungen zur präparativen Hämapherese der Deutschen Gesellschaft für Transfusionsmedizin und Immunhämatologie (DGTI). Transfus Med Hemother 2007; 34: 367–374.

206. Ringwald J, Büttner S, Zimmermann R, Eckel K, Weisbach V, Strasser E, Eckstein R, Manger K. Thrombin-activatable fibrinolysis inhibitor and activated factor XII in

patients with systemic lupus erythematosus (Letter). Thromb Res 2007; 119: 129 – 131.

207. Ringwald J, Schroth M, Faschingbauer F, Strobel J, Strasser E, Schild RL, Goecke T. Intrauterine use of hyperconcentrated platelet concentrates collected with Trima AccelTM in a case with neonatal alloimmune thrombocytopenia. Transfusion 2007; 47: 1488 – 1493.

208. Ringwald J, Lange N, Rabe Ch, Zimmermann R, Strasser E, Hendelmeier M, Strobel J, Eckstein R. Why do some apheresis donors donate blood just once? Vox Sang 2007; 93: 354 – 362.

209. Schlegel KA, Zimmermann R, Thorwarth M, Neukam FW, Klongnoi B, Nkenke E, Felszeghy E. Sinus floor elevation using autogenous bone or bone substitute combined with platelet-rich plasma. Oral Surg Oral Med Oral Pathol Oral Radiol Endod 2007; 104: e15 – 25.

210. Seltsam A, Strigens S, Levene C, Yahalom V, Moulds M, Moulds JJ, Hustinx H, Weisbach V, Figueroa D, Bade-Doeding C, DeLuca DS, Blasczyk R. The molecular diversity of Sema7 A, the semaphorin that carries the JMH blood group antigens. Transfusion 2007; 47: 133 – 146.

211. Strasser E, Keller B, Hendelmeier M, Ringwald J, Zingsem J, Eckstein R. Short-term liquid storage of CD14+ monocytes, CD11c+ and CD123+ precursor dendritic cells produced by leukocytapheresis. Transfusion 2007;47:1241 – 1249.

212. Strasser E, Weidinger T, Zimmermann R, Ringwald J, Eckstein R. Recovery of leukocytes and platelets from the LRS chambers of Trima Accel and COBE Spectra plateletpheresis devices (Letter). Transfusion 2007; 47: 1943 – 1944.

213. Strasser E, Schremmer M, Hendelmeier M, Weiss D, Ringwald J, Zimmermann R, Weisbach V, Zingsem J, Eckstein R. Automated CD14+ monocyte collection with the autoMNC-program of the COM.TEC cell separator. Transfusion 2007; 47: 2297 – 2304.

214. Weisbach V, Dietrich T, Kruse FE, Eckstein R, Cursiefen C. HIV and Hepatitis-B/C infections in patients donating blood for use as autologous serum eye drops (Letter). Br J Ophthalmol 2007;91:1724 – 1725.

215. Weisbach V, Ruppel R, Eckstein R. The Marburg I polymorphism of factor VII activating protease and the risk of venous thromboembolism (Letter). Thromb Haemostasis 2007; 97:870 – 872.

216. Weisbach V, Strobel J, Hahn B, Rödel F, Lotter M, Zingsem J, Ringwald J, Eckstein R. Effect of gamma irradiation with 30 Gy on the coagulation system in WBC-reduced fresh frozen plasma. Transfusion 2007; 47:1658 – 1665.

217. Zingsem J, Strasser E, Ringwald J, Zimmermann R, Weisbach V, Eckstein R. Evaluation of a new apheresis system for the collection of leukocyte reduced single donor platelets. Transfusion 2007; 47: 987 – 994.

218. Binder H, Flegel WA, Emran J, Müller A, Cupisti S, Beckmann MW, Eckstein R, Dittrich R, Ringwald J. Blood group A an overseen risk factor for early-onset ovarian hyperstimulation syndrome? Reproductive Biomedicine Online 2008; 17: 185 – 189.

219. Binder H, Flegel WA, Emran J, Müller A, Dittrich R, Beckmann MW, Zingsem J, Eckstein R, Ringwald J. Association of blood group A with early-onset ovarian hyperstimulation syndrome-Association du groupe sanguin A avec le syndrome

d'hyperstimulation ovarienne d'apparition récente. Transfus Clin Biol 2008; 15: 395–401.

220. Dietrich T, Weisbach V, Seitz R, Jacobi C, Kruse FE, Eckstein, Cursiefen C. Herstellung von Eigenserumaugentropfen zur ambulanten Therapie. Ophthalmologe 2008; 105: 1036–1042.

221. Filipovic MR, Duerr K, Mojovic M, Simovic V, Zimmermann R, Niketic V, Ivanovic-Burmazovic I. NO dismutase activity of seven-coordinate Manganese(II) pentaazamacrocyclic complexes. Angew Chem Int Ed 2008; 47: 8735–8739.

222. Ringwald J, Eckstein R. Orale Antikoagulation auf Reisen Teil 1. Der Bayerische Internist 2008; 28: 90–95.

223. Ringwald J, Eckstein R. Orale Antikoagulation auf Reisen Teil 2. Der Bayerische Internist 2008; 28: 140–146.

224. Spannagl M, Zimmermann R. Netzwerk Hämostaseologie in Bayern. Von der Habilitation zur Zusatzweiterbildung. Bayerisches Ärzteblatt 12/2008: 800–1.

225. Weiss DR, Thiel C, Strasser EF, Zimmermann R, Eckstein R. An optimized electrophoresis method for high-resolution imaging of von-Willebrand multimers. Thromb Haemost 2008; 100: 949–951.

226. Zimmermann R, Reske S, Metzler P, Schlegel KA, Ringwald J, Eckstein R. Preparation of highly concentrated and white cell-poor platelet-rich plasma (PRP) by plateletpheresis. Vox Sang 2008; 95: 20–25.

227. Zimmermann R, Weisbach V, Eckstein R. Choice of sample for the analysis of circulating angiogenic cytokines (Letter). Clin Chem Lab Med 2008: 46: 1328.

228. Zimmermann R, Bender A. Empfehlung zum Virustest nach jeder Anwendung von Blutprodukten als Teil der ärztlichen Sicherungsaufklärung. VersR 2008; 25: 1184–1190.

229. Fenner M, Vairaktaris E, Nkenke E, Weisbach V, Neukam FW, Radespiel-Tröger M. Prognostic impact of blood transfusion in patients undergoing primary surgery and free-flap reconstruction for oral squamous cell carcinoma. Cancer 2009; 115: 1481–1488.

230. Ringwald J, Berger A, Adler W, Kraus C, Pitto RP. Genetic polymorphisms in venous thrombosis and pulmonary embolism after total hip arthroplasty. Clin Orthop Relat Res 2009; 467: 1507–1515.

231. Ringwald J, Strobel J, Eckstein R. Travel and oral anticoagulation. J Travel Med 2009; 16: 276–283.

232. Ringwald J, Krex D, Weiss D, Hendelmeier M, Zingsem J, Eckstein R. Do platelets stored in additive solution really show limited osmotic balance? (letter) Transfusion 2009; 49: 605–607.

233. Ringwald J, Strobel J, Eckstein R. Travel and oral anticoagulation (Comment) J Travel Med 2009; 16: 276–283.

234. Weiss DR, Juchem G, Kemkes BM, Gansera B, Nees S. Extensive deendothelialization and thrombogenicity in routinely prepared vein grafts for coronary bypass operations: facts and remedy. Int J Clin Exp Med 2009; 2: 95–113.

235. Zimmermann R, Wintzheimer S, Weisbach V, Strobel J, Zingsem J, Eckstein R. Influence of prestorage leukoreduction and subsequent irradiation on in vitro red

blood cell (RBC) storage variables of RBCs in additive solution saline-adenine-glucose-mannitol. Transfusion 2009; 49: 75 – 80.

236. Zimmermann R, Ringwald J, Eckstein R. EDTA plasma is unsuitable for in vivo determinations of platelet-derived angiogenic cytokines (Letter). J Immunol Methods 2009; 347: 91 – 92.

Bücher / Buchbeiträge

1. Eckstein R: Immunhämatologie und Transfusionsmedizin. Gustav Fischer Taschenbücher. Gustav Fischer Verlag, Stuttgart, 1993: 2. Auflage, 183 S.

2. Eckstein R. Immunmodulatorische Wirkung von Bluttransfusionen bei Organtransplantation und in der Onkologie. In: Müller-Eckhardt C (Hrsg.) Transfusionsmedizin. Springer-Verlag Berlin Heidelberg New York, 1996: S. 449 – 453.

3. Eckstein R: Immunhämatologie und Transfusionsmedizin. Gustav Fischer Taschenbücher. Gustav Fischer Verlag, Stuttgart, 3. Auflage, 1997

4. Rupprecht S, Neidhardt B, Neukam FW. Hämorrhagische Diathesen. In: Reichart PA, Hausamen JE, Becker J, Neukam FW, Schliephake H, Schmelzeisen R. Curriculum Zahnärztliche Chirurgie Band I, Chirurgische Grundlagen, Anästhesie, Allgemeine Operationsprinzipien, Spezielle Operationslehre. Quintessenz Verlag, Berlin, 2002: pp 523 – 65.

5. Strasser E, Lindemann Y, Neidhardt B, Scharrer I, Zimmermann R, Weisbach V, Eckstein R. Cardiac tamponade in a patient with acquired factor VIII inhibitor and chronic renal failure. In: Scharrer I, Schramm W (eds.). 31st Hemophilia Symposium Hamburg 2000. Springer Verlag, Berlin Heidelberg, 2002: pp159 – 160.

6. Strasser E, Zimmermann R, Neidhardt B, Manger B, Scharrer I, Weisbach V, Eckstein R. Hemorrhagic diathesis through acquired factor XIII inhibitor. In: Scharrer I, Schramm W (eds.). 31st Hemophilia Symposium Hamburg 2000. Springer Verlag, Berlin Heidelberg, 2002: pp 208 – 209.

7. Zimmermann R, Eckstein R. Hämostasestörungen. In: Köckerling F, Mang H., Scheuerlein H (Hrsg.). Perioperative Medizin. J.A.Barth Verlag Stuttgart, 2002, S. 110 – 115

8. Zimmermann R, Eckstein R. Hämotherapie. In: Köckerling F, Mang H., Scheuerlein H (Hrsg.). Perioperative Medizin. J.A.Barth Verlag Stuttgart, 2002, S. 279 – 282

9. Zimmermann R, Eckstein R. Transfusionszwischenfall. In: Köckerling F, Mang H., Scheuerlein H (Hrsg.). Perioperative Medizin. J.A.Barth Verlag Stuttgart, 2002, S. 119 – 121

10. Strasser E, Neidhardt B, Klein P, Zimmermann R, Ringwald J, Zingsem J, Weisbach V, Eckstein R. Life-threatening hemorrage in a patient with red cell antibodies-effective blood coagulation with rFVIIa. In: Scharrer I, Schramm W (eds.). 32nd Hemophilia Symposium Hamburg 2001. Springer Verlag, Berlin Heidelberg, 2003: pp177 – 179.

11. Von Hintzenstern U, Zimmermann R. Transfusion. In: von Hintzenstern U (Hrsg.) i. v. Infusion, Transfusion, Parenterale Ernährung. Urban & Fischer Verlag, 3. Auflage, München und Jena, 2004: S. 245 – 274.

12. Zimmermann R, Bender A, Eckstein R. Rechtliche Grundlagen. In: Müller-Eckhardt

C, Kiefel V (Hrsg.) Transfusionsmedizin. Grundlagen-Therapie-Methodik. 3. Auflage, Springer-Verlag, Berlin, Heidelberg, New York, 2004: S. 227 – 243

13. Eckstein R: Immunhämatologie und Transfusionsmedizin. Gustav Fischer Taschenbücher. Elsevier Urban und Fischer Verlag, München, Jena, 5. Auflage, 228 S. (2005)

14. Strasser E, Harig F, Bretzger J. Empfehlungen zur Diagnostik und Therapie von Gerinnungsstörungen im Rahmen der extrakorporalen Zirkulation in der Herzchirurgie. In: Feindt P, Harig F, Weyand M (Hrsg.). Empfehlungen zum Einsatz und zur Verwendung der Herz-Lungen-Maschine. Steinkopff Verlag, Darmstadt 2006, S. 175 – 215.

15. Deutsch E, Bender A, Eckstein R, Zimmermann R. Transfusionsrecht. Ein Handbuch für Ärzte, Apotheker und Juristen. Wissenschaftliche Verlagsgesellschaft Stuttgart, 2. Auflage, 607 S, ISBN 978-3-8047-2325-2, 2007

16. Zimmermann R, von Hintzenstern U. Diagnostik bei Transfusionen. In: Guder WG, Nolte J (Hrsg.). Das Laborbuch für Klinik und Praxis. 2. Auflage, Elsevier GmbH, Urban und Fischer Verlag, München, 2009: S. 557 – 580.

17. Zimmermann R, von Hintzenstern U. Blutgruppenbestimmung, Antikörperdiagnostik und Kreuzprobe. In: Guder WG, Nolte J (Hrsg.). Das Laborbuch für Klinik und Praxis. 2. Auflage, Elsevier GmbH, Urban und Fischer Verlag, München, 2009: S. 665 – 671.

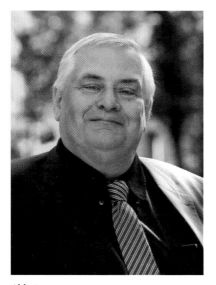

Abb. 1:
Prof. Dr. Reinhold Eckstein
Leiter der Abteilung

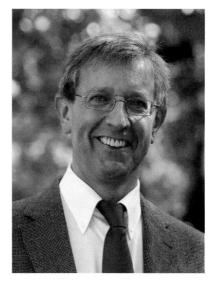

Abb. 2:
Prof. Dr. Robert Zimmermann
Leitender Oberarzt der Abteilung

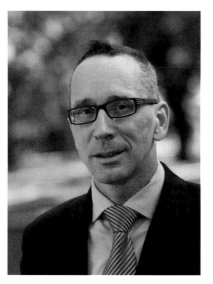

Abb. 3:
Prof. Dr. Volker Weisbach
Oberarzt der Abteilung

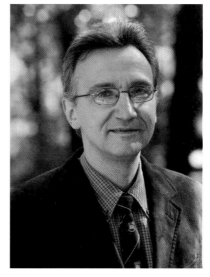

Abb. 4:
Priv.-Doz. Dr. Jürgen Ringwald
Oberarzt der Abteilung

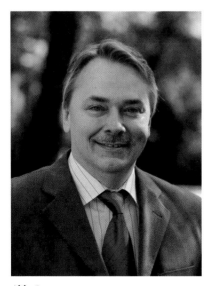

Abb. 5:
Priv.-Doz. Dr. Erwin Strasser
Oberarzt der Abteilung

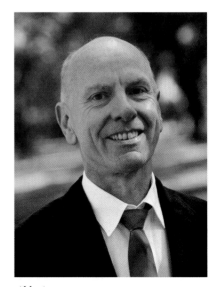

Abb. 6:
Priv.-Doz. Dr. Jürgen Zingsem
Facharzt der Abteilung

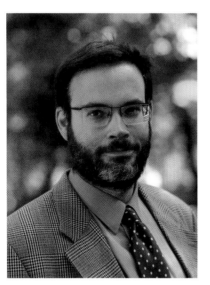

Abb. 7:
Dr. Dominik Weiß
Facharzt der Abteilung

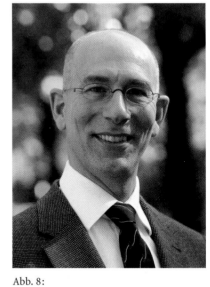

Abb. 8:
Dr. Christoph Geier
Facharzt der Abteilung

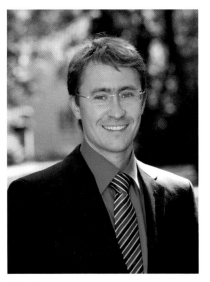

Abb. 9:
Dr. Julian Strobel
Assistenzarzt der Abteilung

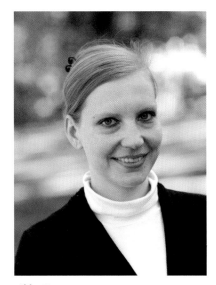

Abb. 10:
Dr. Barbara Hauck
Assistenzärztin der Abteilung

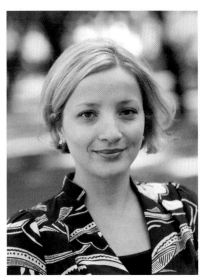

Abb. 11:
Dr. Renate Ruppel
Assistenzärztin der Abteilung

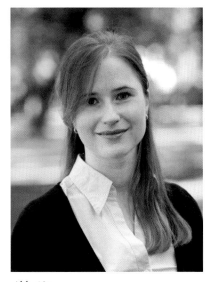

Abb. 12:
Dr. Barbara Tröster
Assistenzärztin der Abteilung

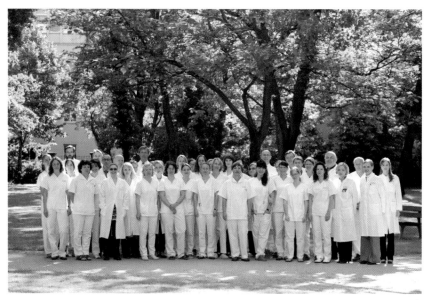

Abb. 13: Das Team der Abteilung

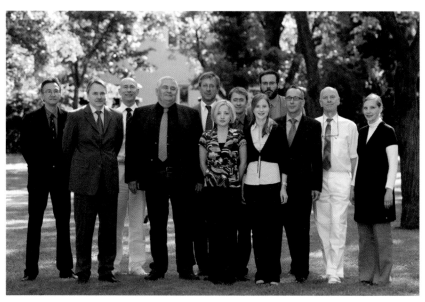

Abb. 14: Die Ärzte der Abteilung

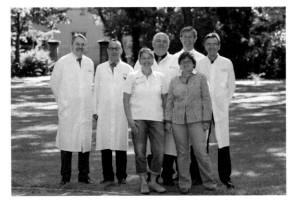

Abb. 15: Abteilungsleitung und Sekretariat

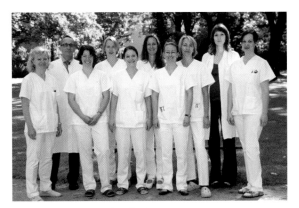

Abb. 16: Team Immunhätologie

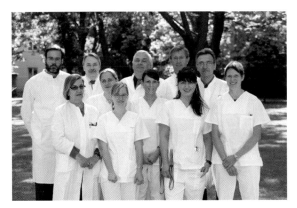

Abb. 17: Team Hämostaseologie

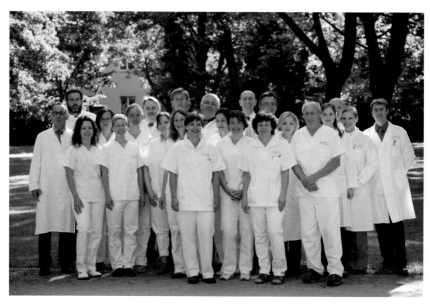

Abb. 18: Team Blutspende

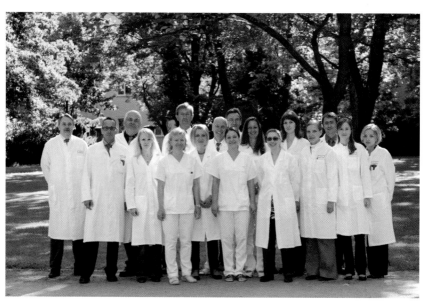

Abb. 19: Team Stammzellbank

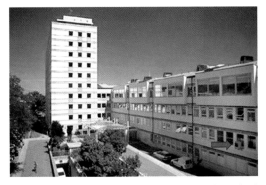

Abb. 20: Blutbank im OP-Trakt der Chirurgischen Klinik in unmittelbarer Nähe zu den Operationssälen

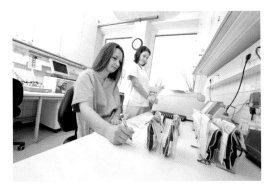

Abb. 21: Bereitstellung von Blutkonserven durch die leitenden MTLAs Frau Kneuer und Frau Baatz

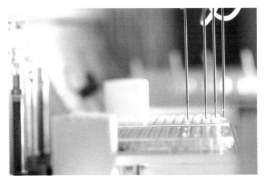

Abb. 22: Moderne apparative Blutgruppenbestimmung

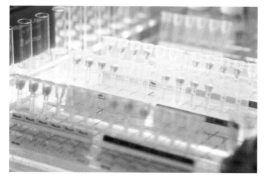

Abb. 23: Antikörpersuche auf Gelkarten

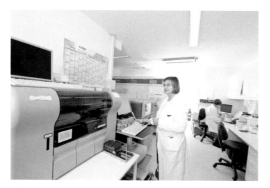

Abb. 24: Frau Hahn, Leiterin des Gerinnungslabors

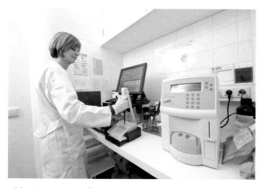

Abb. 25: Frau Meißner bei moderner Thrombozytenfunktionsanalytik

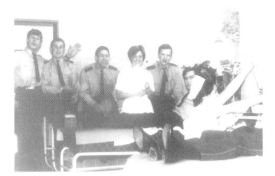

Abb. 26: Blutspende um 1960

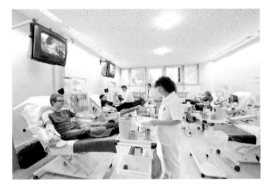

Abb. 27: Blutspende im Jahr 2010, im Vordergrund Frau Kari, leitende Pflegekraft

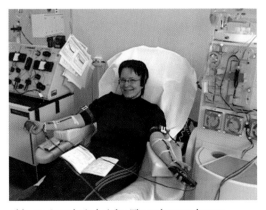

Abb. 28: Spenderin bei der Thrombozytapherese

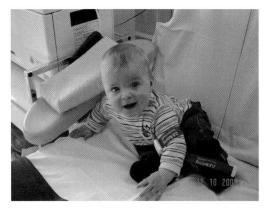

Abb. 29: Kind nach präparativer Stammzellapherese

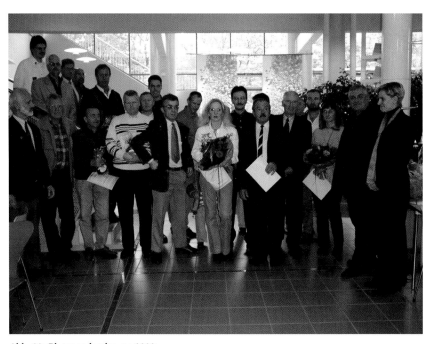

Abb. 30: Blutspenderehrung 2000

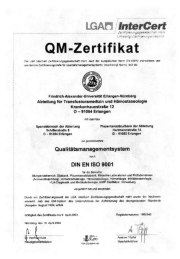

QM-Zertifikat

Die LGA InterCert Zertifizierungsgesellschaft mbH, nach der europäischen Norm EN 45012 arbeitende und anerkannte Zertifizierungsstelle für Qualitätsmanagementsysteme, bescheinigt hiermit, daß die

Friedrich-Alexander-Universität Erlangen-Nürnberg
Abteilung für Transfusionsmedizin und Hämostaseologie
Krankenhausstraße 12
D – 91054 Erlangen

mit den/der

Spendebereich der Abteilung
Schillerstraße 8
D – 91054 Erlangen

Plazentarestblutbank der Abteilung
Hartmannstraße 14
D – 91052 Erlangen

ein gemeinsames

Qualitätsmanagementsystem

nach

DIN EN ISO 9001

für die Bereiche
Blutspendebereich, Blutbank, Plazentarestblutbank, Klinische Laboratorien und Prüflaboratorien
(Arzneimittelprüfung), Immunhämatologie, Hämostaseologie, Hämatologie, Infektionsserologie,
HLA-Diagnostik und Molekularbiologie, GMP-Sterillabor, Verwaltung

eingeführt hat und anwendet.

Durch ein Zertifizierungsaudit der LGA InterCert Zertifizierungsgesellschaft mbH wurde der Nachweis erbracht, daß das QM-System des Unternehmens die Anforderung des obengenannten Standards (Ausgabe August 1994) erfüllt.

Gültigkeit des Zertifikats bis 9. April 2003   Registriernummer 1880946

Nürnberg, den 10. April 2000

Dr. Hartmut Kohl
Hauptgesellschafter

Andrew Töpfer
Geschäftsführer

Abb. 31: QM-Zertifikat der Abteilung

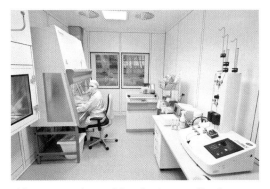

Abb. 32: Das Reinraumlabor der Stammzellbank

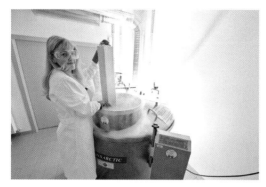

Abb. 33: Frau Schmidt beim Einlagern von Stammzellen über flüssigem Stickstoff

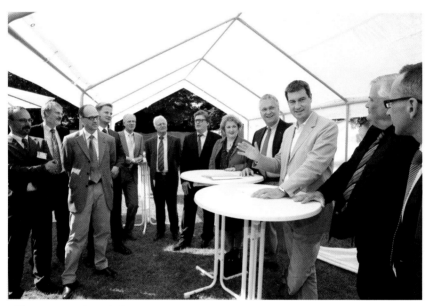

Abb. 34: Ministerbesuch der Stammzellbank 2009
(von links nach rechts: Dr. Bender, Stellvertretender Kaufmännischer Direktor des Klinikums; Prof. Fietkau, Stellvertretender Ärztlicher Direktor; Prof. Iro, Ärztlicher Direktor; Herr Raslag, Firma eticur; Dr. Balleis, OB der Stadt Erlangen; Dr. Bauer, Bayerisches Staatsministerium für Wissenschaft, Forschung und Kunst; Prof. Schüttler, Dekan der Medizinischen Fakultät; Petra Guttenberger, Landtagsabgeordnete der CSU; Dr. Herrmann, Bayerischer Staatsminister des Inneren; Dr. Söder, Bayerischer Staatsminister für Umwelt und Gesundheit; Prof. Eckstein; Prof. Weisbach)

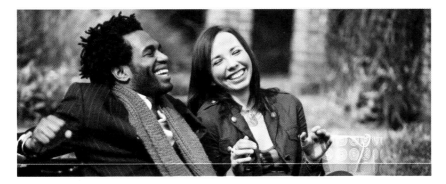

For Better Blood and Better Lives

CaridianBCT serves patients through its vision, *For Better Blood and Better Lives*, by developing and commercializing products that serve global customers in the blood banking, therapeutic apheresis and transfusion medicine industries.

A leading global provider of innovative technologies and services, CaridianBCT specializes in automated blood collections, therapeutic apheresis and cell therapy systems, whole blood processes and pathogen reduction technologies.

Learn how CaridianBCT improves lives through innovation, visit www.caridianbct.com

© 2010 CaridianBCT, Inc.

CaridianBCT®
www.caridianbct.com

Bio-Rad Laboratories ◊ IMMUNHÄMATOLOGIE

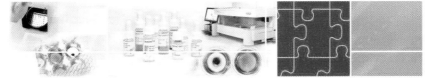

Unsere Lösungen für Ihre Anforderungen in der Immunhämatologie

Zuverlässigkeit und Kompetenz sind die Basis für eine gute Zusammenarbeit - gerne überzeugen wir Sie!

Für weitere Produktinformationen besuchen Sie unsere Homepage www.bio-rad.de

BIO·RAD

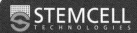